FORMATION & PRATIQUE DE L'AIDE-SOIGNANT

Sous la direction de Marie-Odile Rioufol

La personne âgée

Rôle de l'aide-soignant en institution et à domicile

3e édition

Marie-Bernadette Beaulieu

avec la collaboration de Marie-Pierre Beaulieu

préface de Marie-Odile Rioufol

MASSON

Chez le même éditeur

Dans la collection *Formation et pratique de l'aide-soignant* :

L'ANIMATION DES PERSONNES ÂGÉES EN INSTITUTION. Aides-soignants et animateurs, par PH. CRÔNE. 2004, 128 pages.

FICHES DE SOINS. La règle d'ORR de l'aide-soignant, par M.-O. RIOUFOL. 2003, 3e édition, 168 pages.

L'AIDE-SOIGNANT DANS LES SERVICES DE SOINS. Rôle et compétences par module, par M.-O. RIOUFOL. 2005, 160 pages.

L'AIDE-SOIGNANT DANS LE SYSTÈME DE SANTÉ. Fiches pratiques, par A. HARLAY. 1997, 128 pages.

L'ACCOMPAGNEMENT AU QUOTIDIEN. L'aide-soignant face aux souffrances et aux deuils, par M.-B. BEAULIEU. 1997, 112 pages.

L'OBSERVATION AIDE-SOIGNANTE. Une collaboration à la démarche de soin et au diagnostic infirmier, par M.-O. RIOUFOL. 2004, 2e édition, 160 pages.

ERGONOMIE ET MANUTENTION. Notions essentielles, fiches pratiques, par C. REY. 1998, 144 pages.

LE STRESS DE L'AIDE-SOIGNANT. Spécificités et conséquences. Comment lutter contre le stress, par C. STOÏBER, B. BOUILLERCE. 1999, 120 pages.

BESOINS AFFECTIFS ET SEXUALITÉ DES PERSONNES ÂGÉES EN INSTITUTION. Le savoir et le « comment faire » face à un tabou, par L. HOLSTENSSON, M.-O. RIOUFOL. 2000, 112 pages.

DIÉTÉTIQUE POUR L'AIDE-SOIGNANT ET L'AUXILIAIRE DE PUÉRICULTURE. Notions essentielles. Fiches pratiques, par B. MAYNAUD-CHARPENTIER. 2002, 144 pages.

ISBN : 2-294-02132-0

MASSON S.A.S. - 21, rue Camille-Desmoulins - 92789 Issy-les-Moulineaux Cedex 9

Préface à la première édition

Les progrès de la médecine ont permis de reculer les limites de la vie. Toutefois, le vieillissement menace l'autonomie de la personne et la contraint à de nombreux renoncements.

Face à cette population vieillissante de plus en plus nombreuse, nous manifestons des comportements très ambigus. Si nous admirons la «personne âgée» qui malgré ses déficiences garde sa place dans la vie familiale et sociale, nous sommes désemparés, démunis, voire culpabilisés devant les «vieux» en perte de repères affectifs et sociaux placés en institution, qui se replient dans le monde difficile de la dépendance.

Il est alors demandé aux soignants de les prendre en charge. Dans un service de long séjour, les aides-soignants sont acteurs à part entière des soins prodigués à la personne âgée.

Dans son livre, Marie-Bernadette Beaulieu, avec beaucoup de tact et de finesse, situe le rôle de prévention et d'accompagnement de l'aide-soignant. Elle retrace avec justesse les difficultés que rencontre au quotidien la personne âgée, ses besoins physiologiques, psychologiques et spirituels, les moyens d'y répondre, la place et le rôle du personnel soignant, tout en dénonçant le danger des soins routiniers ou d'attitudes nocives telles que le jugement et l'infantilisation.

Face aux pertes de repères, d'environnement, de rythme liées à l'institution, l'aide-soignant, par sa présence fréquente auprès de la personne âgée, peut reconnaître ses difficultés, les évaluer, et l'aider à vivre en toute sécurité.

Par ses qualités d'observation qu'il doit développer, et une attitude d'écoute, l'aide-soignant peut stimuler la personne âgée, l'encourager, l'aider à «réapprivoiser» son corps pour lui permettre de garder des relations avec autrui.

«Prendre soin», c'est ce que nous propose Marie-Bernadette Beaulieu. C'est aller au-delà des soins de base, d'hygiène et de confort. C'est savoir écouter, rassurer, donner confiance à travers les gestes de la vie quotidienne. C'est aussi être disponible et discret(e), oser le geste juste qui manifeste l'attention et la délicatesse.

L'aide-soignant, par le regard qu'il porte à la personne âgée et le respect qu'il lui témoigne, lui montre qu'elle est reconnue et peut ainsi lui permettre de conserver ou de retrouver sa dignité et peut-être le goût de vivre.

Par des qualités de réflexion et de remise en cause, d'innovation et d'animation, les aides-soignants, en collaboration avec les infirmiers et l'ensemble de l'équipe soignante, pourront alors faire de ces lieux des «lieux de vie».

Marie-Odile Rioufol
Directrice de la collection

Table des matières

3. Le sommeil
Besoin de dormir et de se reposer

4. La thermorégulation
Besoin de maintenir la température du corps

5. Le mouvement
Besoin de se mouvoir et de maintenir une bonne posture

6. Les dangers rencontrés au cours de la vieillesse
Besoin d'éviter les dangers

7. L'escarre

8. La personne âgée et ses racines
La famille. Le besoin d'agir selon ses croyances
et de pratiquer sa religion

9. Communication-sexualité
Besoin de communiquer

10. L'image et l'estime de soi
Besoin d'être propre et de protéger ses téguments

11. L'animation
Besoins de s'occuper, d'apprendre, de se recréer

12. Maladie d'Alzheimer. Démences. Troubles mentaux

13. Les personnes handicapées psychiques vieillissantes

14. La douleur

15. Les soins à domicile

16. La personne âgée et la mort

Annexes

Introduction

Soigner les personnes âgées est une tâche enrichissante, exigeante qui ne s'improvise pas : les soins dont elles sont l'objet relèvent de notions théoriques et de pratiques spécifiques. Ils sont étonnants d'efficacité s'ils sont exercés avec la compétence requise.

Les soignants qui assisteront les personnes âgées dans leur vie quotidienne doivent en être conscients et apprendre à dépasser l'image négative qui leur est souvent attachée. À force d'être séparées de la vie sociale, les personnes âgées peuvent être considérées comme des êtres étranges, rejetés, qui impressionnent et dont on s'approche avec crainte, surtout lorsqu'elles sont atteintes de maladies mentales. Les soignants portent parfois le poids de cette dévalorisation. C'est là que devront intervenir leur savoir-faire et leur savoir-être, pour surmonter les *a priori* et répondre efficacement, humainement aux besoins des personnes âgées, dans un échange souvent — répétons-le — enrichissant.

Reconnaître les besoins spécifiques de la personne âgée, y répondre par des soins adaptés, tel sera le rôle exercé par l'aide-soignant[1] auprès d'elle. Il ira du simple accompagnement à la prise en charge totale de toutes les actions nécessaires au maintien de la vie, que ce soit dans un service hospitalier, dans un service d'hébergement ou à domicile.

Nous souhaitons que cet ouvrage réponde aux attentes des aides-soignants dans la connaissance de la personne âgée : la démarche consiste à la prendre en charge dans ses besoins physiques, psychologiques, sociologiques, spirituels, en cernant les particularités et l'évolution dues au vieillissement — vieillissement auquel s'ajoutent souvent des pathologies ou des handicaps. Afin de clarifier la pratique de l'aide-soignant face à ces besoins variés et généralement imbriqués les uns dans les autres, l'ouvrage s'appuie sur le modèle conceptuel de Virginia Henderson — les besoins fondamentaux — et utilise certains diagnostics infirmiers. Les informations théoriques données correspondent à celles que l'aide-soignant reçoit pendant sa formation et la description de son rôle reste toujours dans la limite du rôle propre infirmier qui est souvent délégué à l'aide-soignant.

1. Lire partout aide-soignant/aide-soignante.

Cet ouvrage vise à ce que les soins prodigués prennent en compte les besoins de la personne âgée **dans sa globalité**. La qualité de vie et un certain bonheur de vivre sont, à ce stade de l'existence de la personne, entre « les mains » de son entourage dont l'aide-soignant fait partie intégrante.

Légendes des icônes :

✏ : points importants ou originaux (astuces).

⚠ : risque, danger à éviter.

➤, suite ➤ : tableau sur plusieurs pages, à suivre.

CHAPITRE 1

L'alimentation

Le besoin de boire et de manger

L'action de boire et de manger apporte à notre organisme les éléments nécessaires au maintien de la vie et de la santé; elle procure en outre une satisfaction et peut être un plaisir.
L'alimentation sera variée, suffisante, adaptée aux besoins de chaque individu, en corrélation avec son activité.
L'état nutritionnel dépend aussi de la digestion. Un rappel de l'anatomie et de la physiologie de l'appareil digestif et les modifications subies par le vieillissement nous aideront à saisir l'ensemble des problèmes posés par la nutrition des personnes âgées.
L'aide-soignant a un rôle prépondérant dans ce domaine puisqu'il intervient aussi bien dans l'organisation des repas, la surveillance de l'hygiène, que dans l'aide au repas ou dans la prévention de la déshydratation.

LA DIGESTION

Anatomie de l'appareil digestif

Les dents.

Le tube digestif :

- la cavité buccale;
- l'œsophage;
- l'estomac;
- l'intestin grêle;
- le gros intestin.

Les glandes annexes :

- glandes salivaires (sous-maxillaire et sublinguale);
- pancréas;
- foie;
- vésicule biliaire.

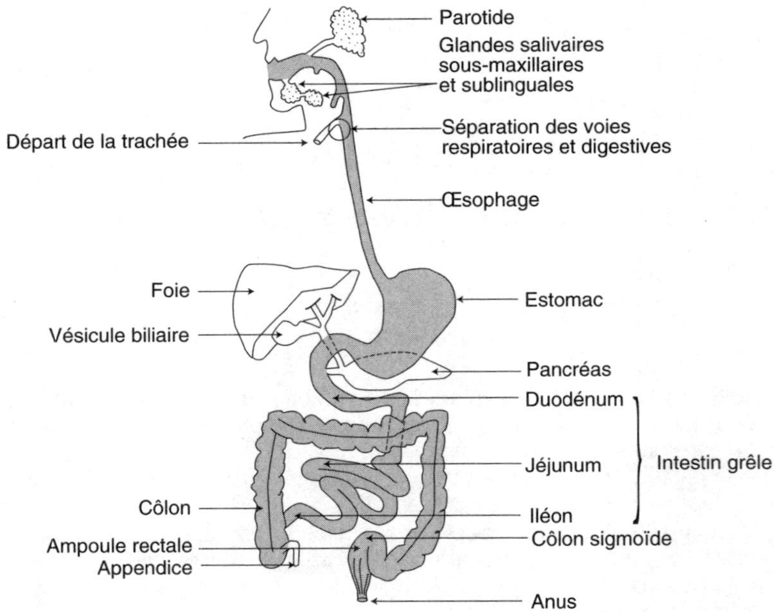

Anatomie de l'appareil digestif.

Physiologie de la digestion : phénomènes chimiques et mécaniques

Les sucs digestifs se composent d'eau, de sels minéraux, de mucus, d'enzymes. Leur sécrétion se fait sous l'influence nerveuse et hormonale.

- *Phénomènes chimiques*

Les sucs digestifs sont :

- la salive,
- les sucs gastriques,
- le suc pancréatique,
- le suc intestinal.

Ils contiennent :

- **les enzymes** qui transforment les aliments en nutriments, capables d'être absorbés pour passer dans la circulation sanguine;
- **et le mucus** qui est un lubrifiant qui facilite la progression des aliments et assure la protection des muqueuses notamment contre le suc gastrique dont l'acidité est très élevée.

- *Phénomènes mécaniques*

- **Premier temps buccal :** les aliments broyés, imprégnés de salive, deviennent une boule : le bol alimentaire.

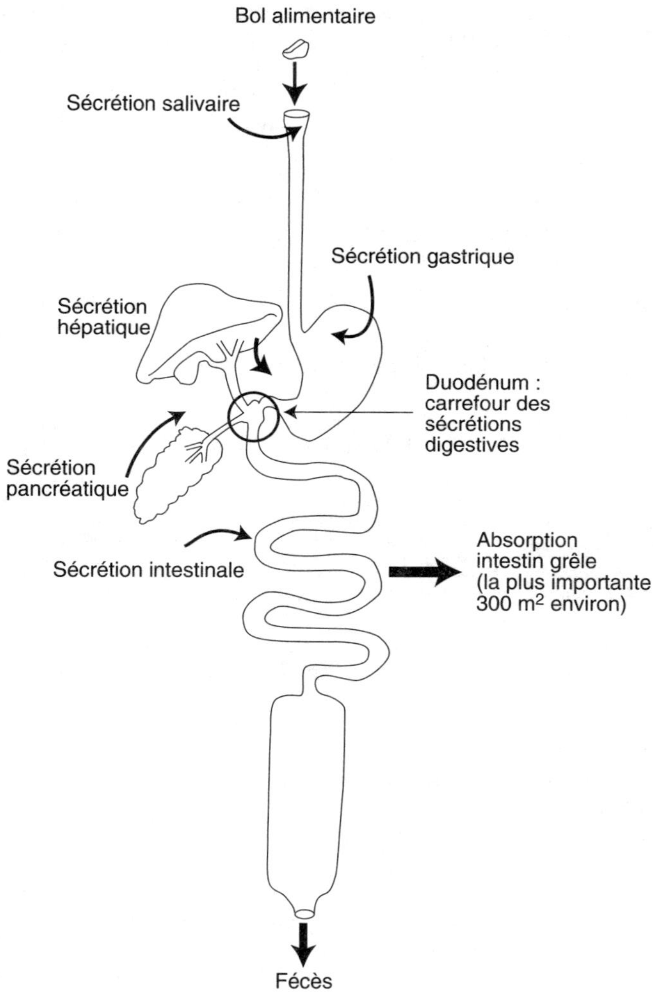

Les sucs digestifs et l'absorption des substances assimilables.

- **Deuxième temps pharyngien :** la langue, le voile du palais, l'épiglotte, les muscles du pharynx interviennent tour à tour pour chasser le bol alimentaire dans l'œsophage sous l'influence d'influx nerveux.
- **Troisième temps œsophagien :** des contractions puis un relâchement des fibres musculaires font glisser le bol alimentaire vers l'estomac.
- **Quatrième temps gastrique et intestinal** : les transformations continuent à s'opérer, plus spécialement au niveau de l'intestin grêle. Les substances devenues assimilables sont absorbées par l'organisme et passent dans le sang. Ce qui n'est pas utile est propulsé dans le gros intestin pour être éliminé lors de la défécation.

Le métabolisme basal représente la quantité d'énergie minimale requise pour demeurer simplement en vie. Il augmente lors de la croissance jusqu'à 5 ans, puis il diminue progressivement tout au long de l'existence. Il a un rôle dans :

- le maintien de la température corporelle;
- le renouvellement des cellules de l'organisme;
- dans les échanges internes de l'hydratation.

✏ Pour se maintenir en bonne santé, il est nécessaire d'équilibrer l'apport et les dépenses énergétiques.

Le vieillissement et la digestion

Transformations subies par l'appareil digestif

Modifications rencontrées au cours du vieillissement	Conséquences
• Il existe un mauvais état de la dentition, • les prothèses dentaires sont parfois inadaptées — mal entretenues, • une arthrose des gencives rend la mastication pénible et occasionne des difficultés à ouvrir la bouche, • des mouvements incontrôlés de la langue gênent la prise alimentaire, • il existe une diminution de la salive.	La première étape de la digestion réalisée au niveau de la bouche par la mastication, la salive, s'effectue moins bien.
• Des fausses routes peuvent être fréquentes, • des spasmes de l'œsophage, • des reflux œsophagiens.	La déglutition chez certaines personnes est laborieuse, quelquefois les aliments pénètrent dans le larynx ce qui provoque la toux et engendre une appréhension face à l'alimentation.
• Une diminution du péristaltisme, du tonus du tube digestif, • une modification des muqueuses : diminution du mucus, • une baisse de la qualité des sucs, • une baisse des enzymes digestives, l'acide chlorhydrique baisse de 60 %.	• La progression des aliments dans le tube digestif est ralentie, • la digestion dans son ensemble est plus lente, • l'acide chlorhydrique n'exerce plus avec autant d'efficacité son rôle antiseptique ce qui favorise les infections intestinales.
• Le foie s'atrophie, • les surfaces d'absorption intestinale se dégradent, • l'élimination intestinale subit des transformations, un ralentissement.	• L'absorption des graisses est plus difficile, • la nutrition se réalise moins efficacement, ce qui peut engendrer des carences, • la constipation est plus fréquente.

Autres facteurs

Le goût et l'odorat ne jouent plus leur rôle incitateur, ils sont amoindris et ont parfois disparu.

Le besoin de boire et de manger ne se manifeste plus avec autant de vigueur. La personne âgée perd la sensation de soif.

Les difficultés motrices et sensitives restreignent les possibilités de préparer le repas, de faire les courses, de s'alimenter.

Les facteurs sociaux comme la baisse du revenu obligent à faire des économies sur la nourriture. La solitude peut faire perdre le plaisir de se nourrir.

Les maladies : neurologiques, cardio-vasculaires, rendent la prise des aliments plus laborieuse. Les dépressions, les démences ont pour conséquences le manque d'intérêt pour le repas et le rejet de la nourriture.

RAPPEL DES PRINCIPAUX ALIMENTS

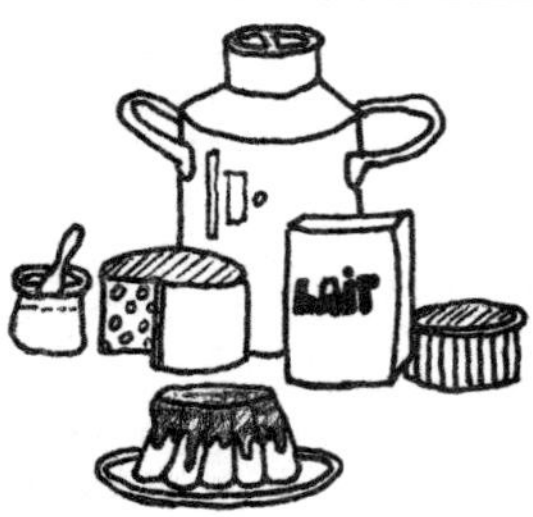	**Lait et produits laitiers**	• apportent : – des protéines, – du calcium, – des vitamines A et B.
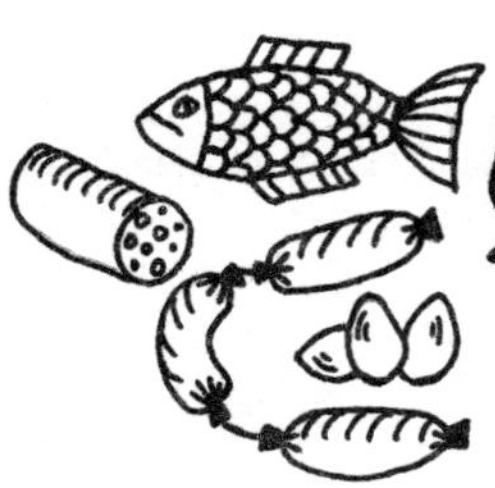	**Viandes, poissons, œufs**	• sont riches en protéines; • la viande et le jaune d'œuf contiennent du fer; le poisson de l'iode; • ces aliments apportent des vitamines A et B.
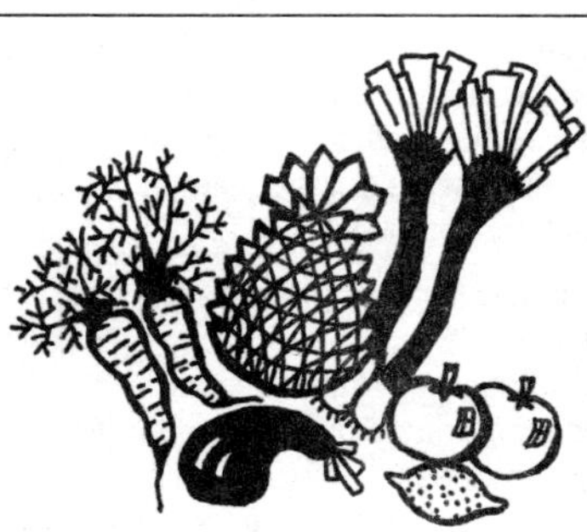	**Légumes, fruits**	• sont riches en eau et en fibres; • sont source de vitamines C et A. Plus ils sont colorés et mûrs, plus ils sont riches en vitamines; • contiennent aussi des sels minéraux : – le calcium est présent dans les agrumes et les choux, – le potassium, le magnésium : dans les bananes, les figues, les légumes à feuilles.

suite ➤

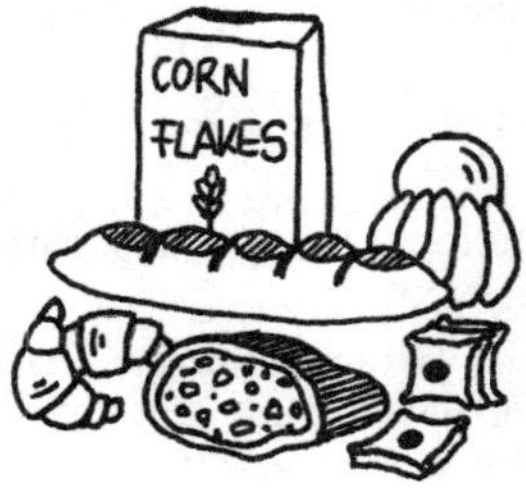	**Pain, céréales, pommes de terre, légumes secs**	• sont composés essentiellement de glucides complexes (amidon). Leur assimilation est lente au cours de la digestion. • contiennent des protéines végétales, ils apportent des sels minéraux et de la vitamine B; • les légumes secs sont riches en fibres, en fer et en vitamine B; • les céréales complètes apportent aussi des fibres mais en moins grande quantité.
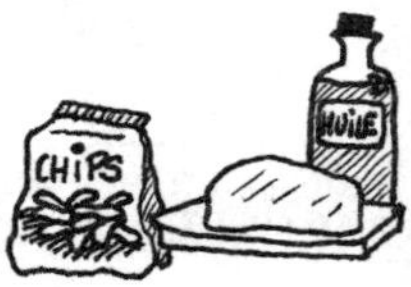	**Les matières grasses**	• huile, saindoux, beurre, crème sont constitués d'acides gras, certains sont transporteurs de vitamines A, D, E, K.
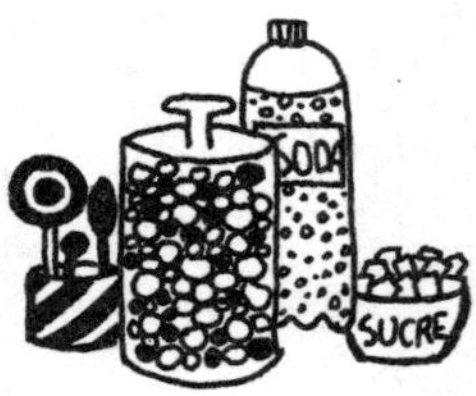	**Le sucre et sucreries**	• apportent des glucides, ils sont digérés rapidement. Lorsqu'ils existent en excès, ils sont transformés en graisse.
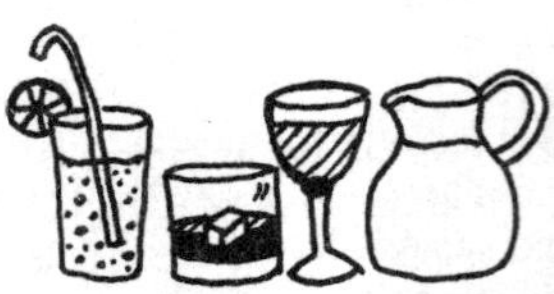	**Les boissons**	• eau, jus de fruits, lait, vin, thé, café, chocolat, apportent de l'eau, des sels minéraux, des vitamines.

Le rôle des aliments et les besoins alimentaires de la personne âgée

Les besoins caloriques sont souvent diminués chez la personne âgée car son activité est réduite; en général, ils se maintiennent entre 1 800 à 2 200 calories.

✏ Le contrôle de l'équilibre pondéral effectué régulièrement nous permettra de juger si les apports caloriques sont adaptés aux besoins énergétiques.

Aliments	Leur rôle	Les besoins des personnes âgées
Protides	Ils comblent les pertes et participent à l'élaboration de nouvelles cellules.	• Les besoins sont sensiblement les mêmes que chez l'adulte. Leur apport doit permettre de pallier l'usure rapide des tissus. Ils devraient représenter 13 à 14 % de la ration calorique. Le besoin augmente lorsqu'il y a des escarres. Une carence en protides amène rapidement : – une asthénie musculaire, – une apathie psychique, – des œdèmes carentiels, – une sensibilité aux infections (le système immunitaire étant moins efficace).
Lipides	• Ce sont les aliments énergétiques : ils compensent les dépenses d'énergie; • leur apport répond à un effort prolongé.	• Ils aident l'organisme à lutter contre le froid; de ce point de vue ils sont intéressants. • Cependant ils seront limités, surtout les lipides d'origine animale qui favorisent les complications athéromateuses. En général on tolère 27 à 30 % de la ration calorique.
Glucides	Ils fournissent une énergie qui aide à répondre aux efforts intenses et aux besoins d'urgence.	• La personne âgée a un attrait particulier pour ce qui est sucré; il faut parfois la restreindre. • Les hydrates de carbone ou sucres à absorption lente (ex. : pain, pâtes) sont nécessaires pour maintenir l'énergie. Leur apport doit rester le même qu'à l'âge adulte. La ration devrait être de 55 à 66 % de la ration calorique, dont 12 % représentés par les glucides à assimilation rapide (ex. : sirop).
Eau	• Elle est l'élément le plus indispensable. 70 à 75 % de notre corps sont composés d'eau dont 20 % circulent au niveau du sang, de la lymphe et des sécrétions, les autres 50-55 % restant au niveau des cellules; • elle assure le bon fonctionnement physiologique et le maintien de la température corporelle;	La personne âgée se déshydrate facilement. Elle « oublie » de boire. Il est conseillé d'assurer un apport liquidien de 1,5 litre à 2 litres par jour, par petites prises.

suite ➤

Aliments	Leur rôle	Les besoins des personnes âgées
Eau	• elle est nécessaire à la digestion et à l'absorption. Elle agit comme support lors des réactions chimiques et participe au transport des éléments nutritifs en servant de lubrifiant.	
Sels minéraux	Avec l'eau, ils maintiennent l'équilibre hydro-électrolytique.	• Le calcium se fixe mal. La personne âgée en a besoin pour éviter l'ostéoporose et les fractures; • le fer a une assimilation difficile chez la personne âgée. Une carence en fer peut être la cause d'anémie; • le sel joue un rôle important dans l'équilibre hydrique et le maintien de l'état général. Le supprimer totalement risquerait d'entraîner une inappétence et une asthénie. Un excès pourrait favoriser une rétention d'eau.

- *Particularités alimentaires*

La personne âgée a besoin de cellulose pour lutter contre la constipation si fréquente chez elle.

Les vitamines lui apportent certains éléments indispensables et irremplaçables :

- la vitamine A intervient dans la vision en obscurité et aide au bon état du tissu cutané;
- la vitamine D favorise la fixation du calcium;
- la vitamine B protège les cellules nerveuses;
- la vitamine P est protectrice de la peau et des muqueuses.

Chez la personne âgée, quelques aliments doivent être absorbés en quantité contrôlée et limitée. Il s'agit :

- des fromages fermentés;
- du gibier, de la charcuterie, des abats.

Il faudra éviter :

- les légumes provoquant des flatulences comme le choux, les oignons, les céleris;
- les matières grasses : fritures, saindoux.

LES COMPORTEMENTS ALIMENTAIRES DE LA PERSONNE ÂGÉE

Le choix de la nourriture

Le choix de la nourriture garde l'empreinte des habitudes du passé. Les mets qui n'existaient pas autrefois ne sont pas appréciés par la personne âgée ou sont même refusés. Le choix dépend aussi des habitudes culturelles et religieuses et résulte des idées reçues : « la viande à partir d'un certain âge n'est pas nécessaire voire néfaste », « les vieux doivent manger beaucoup moins que les jeunes », ceci sans tenir compte de l'activité physique.

L'attitude devant la nourriture

L'odeur, la présentation, l'apparence, la texture de l'aliment influencent l'attitude face à la nourriture.
Le **refus de manger** peut être signe :

- d'une souffrance organique;
- d'une difficulté de vivre, d'un désir de mort;
- il est aussi un moyen d'affirmer sa volonté, son autonomie, son goût.

Lorsque des **régimes** sont prescrits par le médecin, ils sont acceptés différemment : certaines personnes s'y complaisent trouvant dans leur exécution la confirmation du statut de souffrant qui mérite attention. D'autres les refusent, ne voyant en eux qu'une privation et un dérangement inutile.

Dans la **voracité** ou la **boulimie**, l'alimentation devient un moyen de calmer son mal-être. La personne âgée mange à toute heure du jour, le plus souvent son aliment préféré. La personne âgée cache parfois de la nourriture par peur d'en manquer; elle la met en réserve.

Les déviations alimentaires

⚠ Elles se trouvent chez les personnes atteintes de démence. Celles-ci mangent n'importe quoi : plantes, terre, pommade… et ont la même attitude face à la boisson.
En vieillissant, il n'est pas rare que certaines personnes se mettent à boire immodérément de l'alcool en même temps qu'elles le tolèrent moins bien : cette conduite fait supposer qu'elles cherchent un moyen d'évasion.

RÔLE DE L'AIDE-SOIGNANT

Surveillance de l'hygiène et de l'équilibre alimentaire

Lorsqu'il pose un problème particulier, l'apport alimentaire relève d'une prescription médicale. Dans les cas les plus courants, l'infirmier et l'aide-soignant[2] ont toute initiative pour aider la personne âgée à se nourrir correctement.
Leur réflexion sur ce sujet aura pour base la connaissance des difficultés et des besoins engendrés par le vieillissement et la connaissance de chaque individu face à son alimentation.

2. Lire partout infirmier/infirmière, aide-soignant/aide-soignante.

Participation à l'organisation des repas

Dans les institutions, les soignants sont tous appelés à participer à l'organisation des repas. Ceux-ci devraient être des moments privilégiés de rencontres et d'échanges. L'aide-soignant, qui participe ou sert les repas, saura remarquer ce qui gêne ou ce qui est inadapté :

- à table, il veille à placer les unes à côté des autres les personnes qui ont des affinités, dont le comportement, la tenue à table ne gênent pas le voisin;
- il saura entretenir une ambiance heureuse, détendue; le mobilier, la vaisselle seront agréables à regarder, pratiques et n'engendreront ni difficultés ni inconfort pendant les repas, l'espace à la table sera suffisant pour chacun; une présentation agréable joue un rôle important. Il ne faut pas oublier que la mise en appétit passe par l'affectivité;
- la vaisselle sera adaptée : il faudra parfois utiliser des récipients plus profonds, avec des anses, des manches de couverts plus courbés, des cuillères moins larges, etc.;
- les horaires seront à intervalles réguliers, les petits repas plus fréquents sont souvent mieux acceptés;
- la personne âgée est plus attirée par des petites quantités alimentaires agrémentées de sauce (qui améliore le goût et aide à avaler), celle-ci ne devra cependant pas être grasse;
- la température des aliments sera à point. Bien souvent elle est réglée au niveau des chariots repas. Le respect des consignes et du protocole de remise en température est impératif : en même temps qu'il règle la chaleur, il préserve l'hygiène de la nourriture.

Autres domaines d'intervention

Le choix des aliments	Orienter les choix, mais tenir compte des goûts, des habitudes culturelles et religieuses.
Composition des menus	Veiller à ce qu'ils soient variés, en tenant compte de ce que les personnes âgées auraient élaboré elles-mêmes.
Hygiène	• Dans les collectivités, les aliments ont déjà subi des inspections sérieuses, mais il existe un risque important de contamination. L'irrespect des règles d'hygiène pourrait amener les personnes âgées à être victimes de diarrhées plus ou moins graves dont certaines sont mortelles. • Par ailleurs, les restes ne doivent pas être conservés lorsqu'ils ont été présentés au repas. Ils doivent être jetés. • L'AS peut être amené à contrôler la fraîcheur des aliments, la date de péremption, l'odeur…, surtout à domicile.
Aide à la prise du repas	• Installer la personne en position assise, la tête plutôt légèrement en avant; • s'asseoir si possible en face; • aller au rythme de la personne, bien attendre qu'elle ait avalé avant de lui donner une autre bouchée;

suite ➤

Aide à la prise du repas	• surtout ne pas s'énerver, sinon le repas deviendrait pour la personne âgée une corvée, l'amenant à refuser toute nourriture. L'AS doit faire preuve d'une attention chaleureuse et de patience. Aider la personne à se nourrir, c'est aussi avoir l'objectif de lui réapprendre à manger seule : savoir tenir la fourchette ou la cuillère et la porter à la bouche, • lui éviter l'humiliation d'être sale en protégeant ses vêtements.
Prévention des troubles de la déglutition	• S'il y a des difficultés dans ce domaine, choisir des aliments semi-solides ou attendris; • la bouillie, l'eau gélifiée sont plus facilement avalées.
Soins d'hygiène au niveau de la bouche	• Encourager ou veiller au nettoyage des dents, des gencives, de l'appareil dentaire; • surveiller l'état de la muqueuse; il peut être nécessaire de faire des soins de bouche dans les épisodes de maladies aiguës.

L'aide-soignant partage avec l'infirmier un rôle fondamental dans l'alimentation ordinaire des personnes âgées. La nutrition conditionne le maintien ou la restauration de la santé, l'équilibre psychique, la résistance à l'agression microbienne et mérite toute notre attention surtout auprès des personnes âgées qui ont parfois perdu la notion de cette réalité, ou qui n'ont plus le désir de boire ou de se nourrir.

L'HYDRATATION

Chez le sujet âgé, la masse maigre contenant normalement 73 % d'eau diminue. Celle-ci est représentée par les muscles et les organes : le cœur, le foie, les reins. La diminution se fait surtout au détriment des muscles; elle existe au niveau intra- et extracellulaire.

La masse grasse qui détient 10 % d'eau augmente peu et diminue à un âge très avancé. Il en résulte qu'un individu de 30 ans de 70 kg possède environ 41 litres d'eau; un sujet de 70 ans du même poids n'en a que 35 litres en moyenne.

La déshydratation et ses multiples origines

- Les périodes de « grandes chaleurs » ou chaleurs extrêmes sont très néfastes aux personnes âgées, la sensation de soif dans ces périodes n'est pas plus forte pour autant. Il faudra donc être particulièrement vigilant et les inciter à boire.
- Les traitements diurétiques, les laxatifs, les diarrhées entraînent une perte d'eau ainsi que les maladies avec hyperthermie.

- En cas de fièvre, les besoins sont augmentés de 300 ml par degré au-dessus de 37 °C.
- Le vieillissement entraîne une diminution de la sensation de soif. Par ailleurs des personnes âgées restreignent volontairement la prise de boisson parce qu'elles pensent éviter ainsi l'incontinence.

Mesures préventives contre la déshydratation

En général, la personne âgée boit peu. C'est pourquoi, il faut être vigilant et l'aider dans ce domaine car la déshydratation met la vie de la personne âgée en danger.

- *Incitation à la prise de boisson*

Encourager la personne à boire en lui offrant des boissons diversifiées et à son goût (eau, thé, chocolat, lait, jus de fruits), ainsi que certains fruits riches en eau. L'apport liquidien se réalise aussi avec les potages, les bouillons de légumes. Il faut donc remplir son verre, la faire boire, surtout si elle a des difficultés de mouvement. Elle peut aussi oublier car elle n'a pas la sensation de soif.

- *Surveillance*
    - Contrôler le niveau de la bouteille ou du récipient contenant la boisson, au besoin faire une marque. Noter la quantité ingérée : elle doit être de 1,5 à 2 litres pour 24 heures.
    - Agir sur l'environnement :
        - ventiler la pièce;
        - fermer les volets;
        - mettre des draps humides à sécher dans la pièce;
        - installer la personne dans la pièce la plus fraîche;
        - éviter d'allumer les appareils sources de chaleur (penser notamment aux spots).
- *Autres mesures*
    - Humidifier la bouche et la peau à l'aide d'un brumisateur.
    - Inviter la personne à s'asperger d'eau, à se doucher, à se baigner les bras et les jambes.
    - Parfois, il sera nécessaire de faire des enveloppements humides.

Les signes de déshydratation

La difficulté chez le sujet âgé est de faire la part de la maladie et de ce qui peut être attribué au vieillissement.

⚠ L'aide-soignant quotidiennement présent auprès des personnes saura remarquer :

- une perte récente de l'élasticité de la peau;
- une sécheresse inhabituelle de la langue et de la bouche.

- *Le stress thermique*

Les symptômes d'un stress thermique sont les suivants :

- faiblesse musculaire;
- « jambes molles » et crampes;

- somnolence inhabituelle;
- céphalées;
- transpiration excessive;
- nausées (la déshydratation provoque des troubles digestifs, ce qui aggrave le problème);
- malaises vagotoniques.

À ce stade, la personne doit consulter un médecin.

- *Le choc thermique*

Lors d'un choc thermique :

- la personne est dans un état de torpeur et de confusion mentale;
- elle est désorientée;
- sa température est très élevée.

Si de tels symptômes sont observés, un médecin doit être appelé de toute urgence. Seules des interventions lourdes peuvent sauver la personne.

Plan canicule : les directives ministérielles de l'été 2003

La canicule exceptionnelle de l'été 2003 ayant entraîné une surmortalité importante, en particulier chez les personnes âgées, un dispositif de prévention et de soins a été organisé sur le plan national.

- *Les objectifs du plan*

L'efficacité du plan repose sur trois exigences :

1. la responsabilité : l'institut de veille sanitaire collecte des données sanitaires, complétées par les informations recueillies par Météo France;

2. la prévention : les élus locaux ont pour mission de repérer les personnes à risque;

3. la solidarité : sur le terrain, les professionnels de la santé, le personnel hospitalier, la sécurité civile et les associations de bénévoles sont prêts à intervenir.

- *Les niveaux d'alerte*

Niveau 1 : la vigilance

Il consiste à mettre en place des procédures de veilles climatique et sanitaire, des dispositifs de repérage des personnes vulnérables.

Niveau 2 : l'alerte

Après information, les cellules de crise sont pilotées (voir schéma 1).

Niveau 3 : l'intervention

Les préfets actionnent les plans bleu, rouge, blanc, vermeil. Ils s'assurent de la permanence des soins auprès des médecins de ville (voir schéma 2). Le *plan bleu* relève d'une mobilisation dans les maisons de retraites, le *plan rouge* déclenche la mobilisation de la sécurité civile et des pompiers. Le *plan blanc* entraîne la mobilisation du personnel hospitalier. La loi sur la Santé publique prévoit par ailleurs l'élargissement de ces plans blancs envers les cliniques et les professionnels de la santé. Le *plan vermeil* est spécifiquement destiné aux personnes âgées isolées.

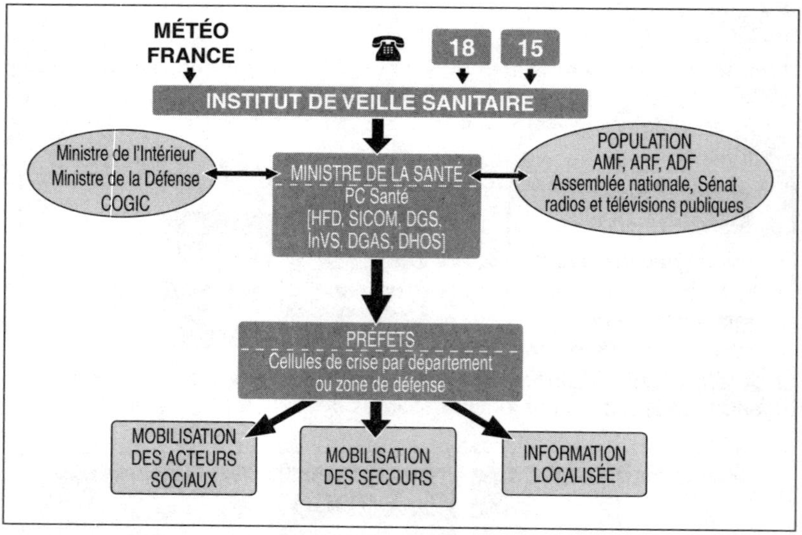

Schéma 1. Niveau 2 du plan canicule (mai 2004) : l'alerte.

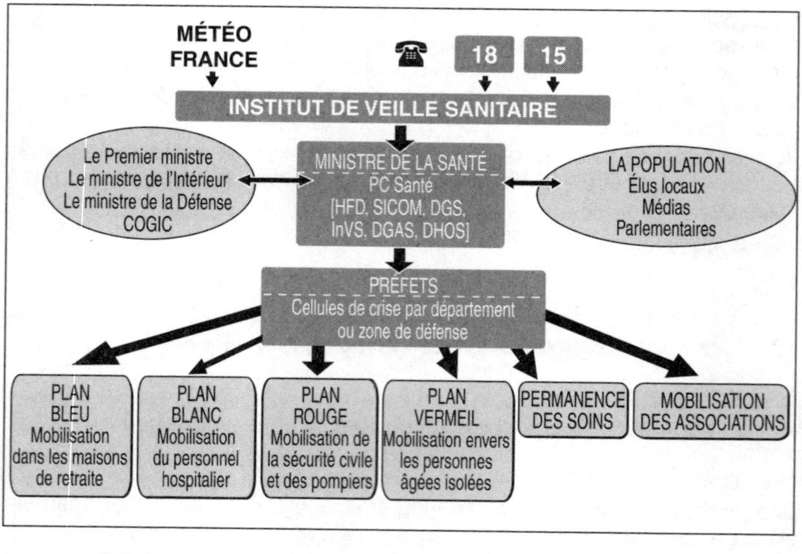

Schéma 2. Niveau 3 du plan canicule (mai 2004) : l'intervention.

Niveau 4: la réquisition

Tous les moyens adaptés à la gestion de la crise sont réquisitionnés (voir schéma 3).

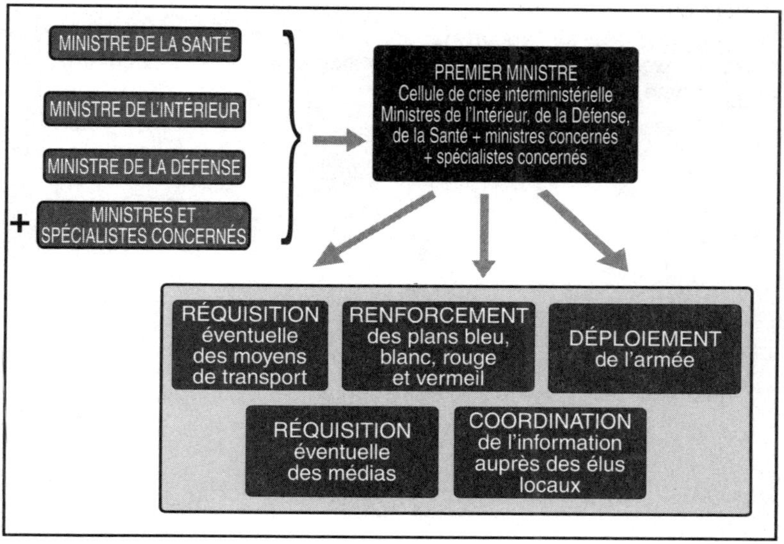

Schéma 3. Niveau 4 du plan canicule (mai 2004) : la réquisition.

- *Les mesures d'accompagnement assurées par l'aide-soignant*

  1. Recenser les personnes à risque.
  2. Créer des pièces rafraîchies.
  3. Soutenir les services d'urgence et les personnels soignants.

Les aides à la réhydratation

L'aide-soignant dans son rôle participe aux actions de réhydratation. Auprès de certaines personnes, le recours à une paille ou à un verre spécial sera nécessaire pour aider à boire. L'usage de la succion par tétine dans certains cas est efficace.

Pendant les grandes chaleurs, il peut humidifier la bouche, et la peau de la personne âgée à l'aide d'un brumisateur, c'est un moyen de la rafraîchir.

L'eau gélifiée est parfois mieux acceptée et plus facilement avalée qu'un liquide surtout s'il existe des troubles de la déglutition. Elle se présente comme une gelée et se consomme à la cuillère.

Préparation de l'eau gélifiée pour 1 litre d'eau aromatisée au goût du sujet :

- faire tremper la gélatine 5 à 10 min dans l'eau froide;

- égoutter les feuilles, les faire dissoudre dans l'eau bouillante, laisser refroidir;
- répartir le liquide dans des récipients, il se transforme en gelée.

Il existe aussi des poudres prêtes à l'emploi.

L'eau gélifiée reste solide à température ambiante mais peut être mise au réfrigérateur.

✏ En étant attentif à lui procurer à boire et à faire boire la personne, les soignants exercent une action de prévention efficace — qui doit être planifiée au même titre que les autres soins.

CHAPITRE 2

L'élimination urinaire et intestinale

Le besoin d'éliminer

Les fonctions urinaires et intestinales ont un rôle essentiel dans l'élimination des déchets résultant du métabolisme de l'organisme.
Elles participent au bien-être et au maintien de la santé.
Leurs mécanismes de fonctionnement se ressemblent beaucoup.
Ils dépendent d'actions : mécaniques, chimiques, hormonales et nerveuses.

Organes	**Actions sympathiques** (adrénaline)	**Actions parasympathiques** (acétylcholine)
vessie	relâchement	contraction
intestins : péristaltisme intestinal	ralentissement	accélération

Lorsqu'une des actions est défaillante, il peut se produire une rétention ou une incontinence.
Le rôle de l'aide-soignant sera de repérer les causes responsables de l'incontinence pour permettre de planifier des soins adaptés aux besoins.

L'objectif à atteindre sera :
« que la personne redevienne continente »
ou
« que la personne vive dans la propreté, la dignité
s'il s'agit d'une incontinence irréversible. »

L'ÉLIMINATION URINAIRE

RAPPEL ANATOMO-PHYSIOLOGIQUE DE L'APPAREIL URINAIRE

Les reins sont responsables de la formation de l'urine. Ils filtrent le sang, le purifient de certains déchets et procèdent à leur élimination. En même temps, sont recueillies et renvoyées dans notre organisme les substances utiles. L'équilibre indispensable dans la composition du sang est ainsi assuré :

- *L'uretère* relie le rein à la vessie, recueille l'urine tout en lui permettant de s'acheminer vers la vessie.
- *La vessie* est un réservoir qui peut contenir entre 250 et 300 ml ou 400 ml d'urine.
- *L'urètre* s'abouche à la vessie et permet l'évacuation de l'urine à l'extérieur.

Deux sphincters sont situés sur son parcours :

- le premier, « muscle lisse », situé à l'extrémité supérieure;
- le second, « muscle strié », entoure l'urètre dans sa totalité.

Ces deux sphincters ont un rôle important dans l'accomplissement de la miction : le premier répond aux ordres du système nerveux autonome; le deuxième est sous la dépendance du système nerveux central.

Anatomie de l'appareil urinaire

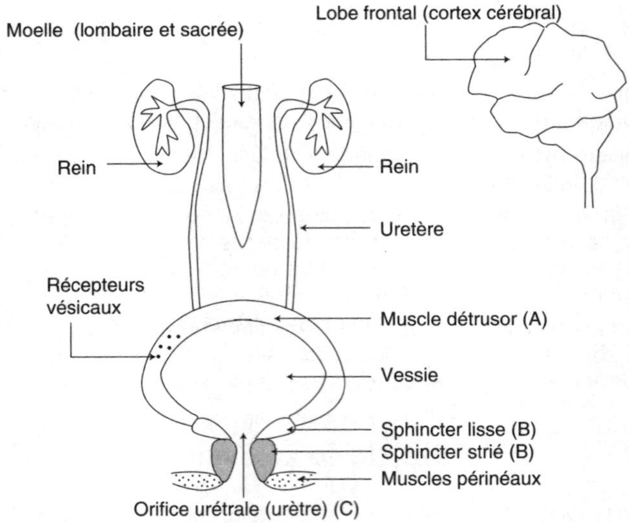

(A) Détrusor : muscle vésical soutenu par les ligaments et les muscles du périnée. (B) Sphincters lisse et strié. (C) Urètre : canal qui part de la vessie et aboutit à l'extérieur.

Anatomie de l'appareil urinaire.

Physiologie de la miction

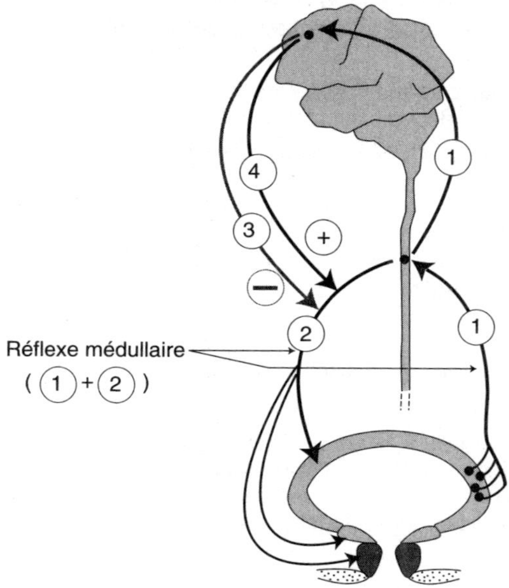

Physiologie de la miction.

1. Lorsque la vessie est pleine, les récepteurs vésicaux sensibles à la pression envoient un signal au niveau de la moelle épinière (voie sensitive).

2. Le réflexe médullaire commande le relâchement des 2 sphincters et la contraction de la vessie.

3. Mais le message remonte le long de la colonne vertébrale vers le système nerveux central. Il est bloqué par le mécanisme de contrôle au cortex cérébral. Le sphincter strié est fermé jusqu'à ce que la personne soit prête à uriner.

4. Quand les conditions propices à la miction sont rassemblées : les influx nerveux sont envoyés de la moelle épinière, aux sphincters et à la vessie ils entraînent la miction.

Rôle de la pression

Le muscle vésical « détrusor » est soutenu par des ligaments et les muscles du périnée. Il est situé dans l'enceinte abdominale qui exerce sur lui une pression dans le sens horizontal.

L'urètre subit aussi cette pression ce qui provoque une contre-pression vis-à-vis du muscle vésical et maintient l'urine dans la vessie (voir fig. A p. 23).

L'INCONTINENCE URINAIRE

Diagnostic infirmier : élimination urinaire altérée.

L'incontinence n'est pas une maladie, elle est la conséquence d'états pathologiques dans lesquels sont incluses des dimensions biophysiques, psychologiques, sociologiques.

Les différentes incontinences

Incontinence d'urgence	Incontinence d'effort	Incontinence fonctionnelle	Incontinence totale
Perte d'urine immédiate : elle est totalement incontrôlée, importante et s'accompagne d'une forte envie d'uriner.	Perte d'urine à l'effort : elle est provoquée par : la toux, le rire, le lever, l'effort, l'éternuement.	Perte d'urine avant d'atteindre les toilettes : elle provoquée par des états physiques ou émotionnels modifiant la capacité physique ou supprimant la maîtrise de la miction.	Perte d'urine imprévisible sans signe avertisseur : elle peut être continuelle ou avec interruption; le sujet en a conscience ou non.

Causes ou facteurs favorisants

Incontinence d'urgence	Incontinence d'effort	Incontinence fonctionnelle	Incontinence totale
• Les maladies du système nerveux central, • les troubles neurologiques, • les diurétiques, • l'habitude d'uriner souvent, • une capacité vésicale réduite, • des médicaments agissant sur le système nerveux.	• Le prolapsus vésical, • la faiblesse des muscles du périnée ou la distension, • les traumatismes, • l'atrophie de la ménopause, • l'obésité, • la prostatectomie, • la multiparité.	• Problèmes psychologiques, • manque de confort, • manque d'intimité, • insécurité, • motricité limitée, • changement d'environnement, endroits inconnus, locaux inadaptés, • efficience intellectuelle défaillante.	• Régression : retour au stade infantile sous l'effet du stress, • sentiment de rejet, • maladies physiques, neurologiques, psychiatriques, • dépendance.

Les infections urinaires et les sondages urinaires entraînent une disparition du tonus vésical. La capacité de la vessie à exercer son rôle face à la continence s'en trouve diminuée.

L'excès de boisson le soir, le diabète, **les épines irritatives** telles le fécalome et les escarres favorisent aussi les incontinences.

Incontinence d'effort

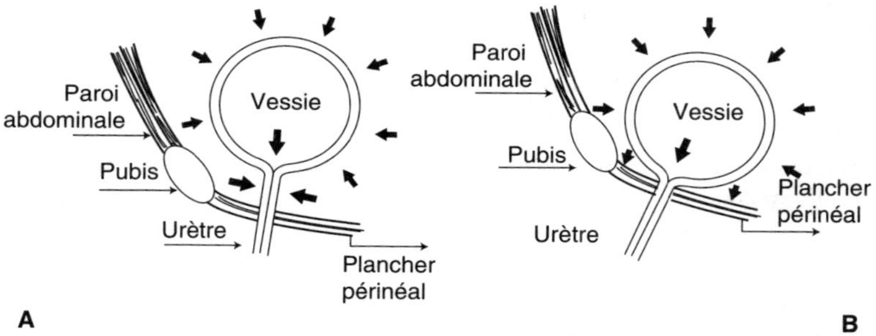

L'urètre reste dans l'enceinte de pression abdominale.
La pression reste horizontale.
Absence de fuite

L'urètre est sortie plus ou moins de l'enceinte de pression abdominale.
La pression verticale domine.
Présence de fuite d'urine

La pression provoquée sur la vessie lors d'un effort domine celle que subit l'urètre, ce qui la rend moins efficace pour lutter contre l'évacuation de l'urine.

Cette incontinence est très fréquente à partir d'un certain âge.

LE VIEILLISSEMENT DE L'APPAREIL URINAIRE

Le vieillissement modifie l'appareil vésico-sphinctérien qui devient dans son ensemble moins élastique.

La vessie et l'urètre subissent une transformation de leur tissu :

- ils deviennent moins contractiles;
- la capacité vésicale est réduite et le calibre urétral diminue;
- l'efficacité de leur fonction réciproque baisse, l'envie d'uriner est retardée;
- les ligaments du périnée qui se relâchent favorisent le prolapsus urétral; la capacité à retarder la miction est défaillante — ce peut être la cause d'incontinence d'effort.

La diminution de la vue ou de la motricité favorise des incontinences dites fonctionnelles.

Enfin les personnes qui avancent dans le grand âge sont victimes de problèmes biologiques, psychologiques, et sociologiques qui ont une influence dans la survenue de l'incontinence. Les multiples pathologies dont elles sont atteintes rendent difficile ou impossible le contrôle de la miction.

ATTITUDES NOCIVES FACE À L'INCONTINENCE

Ce qu'il ne faut pas	sinon la personne âgée risque
• accuser la personne âgée d'être sale, • lui reprocher de se laisser aller, • ou d'être paresseuse.	• d'éprouver un sentiment de honte, de déchéance; • de se dévaloriser; • de glisser vers la régression, en inhibant ses facultés; • de cacher son problème; • de s'exclure de la société en abandonnant les sorties, les promenades, les visites.
Exercer un maternage excessif, tout faire à la place de la personne âgée.	• d'y trouver un avantage affectif; • de ne plus se prendre en charge; • de se maintenir dans l'incontinence, car elle y trouve un bénéfice.
Considérer qu'il s'agit d'une fatalité irréductible, contre laquelle rien n'est possible et ne rien tenter face à cette situation.	• de rester incontinente.

⚠ Face à l'incontinence, des soignants simplifient le problème à leurs propres yeux et s'empressent de classer les personnes âgées comme « incontinentes » dès qu'elles urinent une ou deux fois au lit.

Maintenant que les changes complets sont à leur disposition, ils les utilisent parfois exagérément et il n'est pas exceptionnel d'entendre lorsque la personne réclame le bassin « vous avez une couche, vous n'avez pas besoin du bassin » : ils rendent la personne âgée incontinente. Pourtant celle-ci en souffre moralement et elle a honte d'être incontinente.

Un soignant ne devrait jamais avoir une telle attitude qui est inadmissible. Il est **important d'aborder l'incontinence de façon positive**.

LE RÔLE DE L'AIDE-SOIGNANT DEVANT L'INCONTINENCE

L'aide-soignant passe beaucoup de temps auprès de la personne âgée et bénéficie d'une relation privilégiée. Le recueil de données lui permet d'obtenir des informations précieuses qui seront la première étape de la démarche de soins.

Recueil de données : observation et constat

L'aide-soignant *observe*	L'aide-soignant *constate* que la personne âgée
• si la personne âgée a des difficultés pour se déplacer; • se déshabiller; • si elle a des troubles de mémoire ou de compréhension; • si elle est désorientée; • si l'environnement présente des obstacles au déplacement.	• demande le bassin sans succès; • sonne continuellement et n'urine que quelques gouttes à chaque fois; • urine dans son lit quand le bassin est enlevé, ou urine n'importe où; • refuse le bassin qu'elle trouve inconfortable; • urine dès qu'elle est debout; • urine quand elle crie ou quand elle tousse; • n'a pas le temps d'aller aux toilettes car elle ne peut se retenir; • appelle — elle ressent le besoin d'uriner même si elle est porteuse de changes; • veut une protection car elle dit « qu'elle n'aime pas déranger »; • est devenue incontinente depuis quelques jours et ses urines ont une forte odeur; • est incontinente la nuit seulement.

Interventions

Il pourra s'agir de :

- rééduquer la personne, afin qu'elle redevienne continente;
- de lui procurer des soins d'hygiène et de confort si elle se situe dans l'incontinence irréversible.

Envers la personne âgée	Face aux besoins matériels
• L'amener aux toilettes à des heures régulières surtout le matin, après les repas, le soir avant le coucher; • lui apprendre le trajet en lui donnant des repères; • tenir compte de ses plaintes et si elle souffre chercher à savoir pourquoi; • éviter de la laisser longtemps sur le bassin ou sur les toilettes, et répondre à son appel; • mettre la sonnette à portée de la main et y répondre rapidement; • s'assurer que la personne a un apport hydrique suffisant; • l'encourager, l'informer lors des réussites.	• Veiller à ce que l'environnement reste ordonné, propice aux déplacements; • faciliter la marche par des chaussons confortables; • ranger le bassin ou le pistolet au même endroit; • penser à proposer du matériel adapté aux besoins de la personne : fauteuil, garde-robe ou bassin à proximité; • suggérer que soit installé du matériel d'aide : barres d'appui (pour faciliter le relevage) ou un siège surélevé; • assurer un matériel confortable, et une pièce à bonne température; • assurer l'éclairage, allumer la lumière si nécessaire.

Rééducation mictionnelle

Le premier stade de la rééducation consiste à repérer les heures de miction en utilisant une **feuille de surveillance**.

Le modèle ci-dessous, dont la fréquence des relevés peut être allongée ou raccourcie, permettra d'avoir des informations sur les heures de miction. Elles dicteront les horaires de présentation du bassin ou de présentation aux toilettes — l'objectif sera de parvenir à 3 h ou 6 h d'intervalle entre les mictions.

jour/date	Heure								
	6 a uriné au bassin	8 rien	10 rien	12 avait uriné au lit	14 rien	16 rien	18 a uriné au bassin	20 rien	22 rien

Une règle est impérative : l'action mise en place doit être suivie par toute l'équipe, le manque de continuité mettrait sa réussite en échec.

Il ne faut pas abandonner la personne âgée à son incontinence si aucun moyen de rééducation n'a été mis en place. Certains travaux font état de 50 % de guérison et affirment qu'il faut pratiquer la rééducation pendant plusieurs semaines voire 6 mois avant d'abandonner tout espoir de réussite.

Il existe d'autres moyens de rééducation qui exigent des techniques ne relevant pas du rôle de l'aide-soignant et qui ne seront donc pas décrites ici.

L'INCONTINENCE IRRÉVERSIBLE

Malgré les essais de rééducation, l'incontinence persiste et elle a été considérée comme « inguérissable » par toute l'équipe.

Les actions mises en place auront pour objectifs : d'assurer un confort, de permettre ou faciliter une vie sociale et de préserver la dignité.

Choix des produits

De nombreux laboratoires présentent des produits répondant à ces objectifs. Des tests sont bien souvent réalisés avec la collaboration des soignants.

Dans le choix du produit, l'aide-soignant peut être amené à donner son avis; il tiendra compte :

- *du degré d'incontinence* :
  - 50 ml à 100 ml = incontinence légère,
  - 100 ml à 200 ml = incontinence moyenne,
  - 200 ml à 300 ml = incontinence importante;
- *du sexe* : il existe des dispositifs adaptés au sexe;

- *de la corpulence :* il est important de choisir la taille adaptée à la personne, qu'elle ne soit pas serrée; mais par ailleurs une protection trop lâche pourrait favoriser les fuites;
- *de la motricité de la personne :* une personne qui marche ne doit pas être gênée entre les jambes, le choix portera sur un produit léger et discret permettant une déambulation;
- *du confort :* le change ne doit pas être irritant et doit assurer le maintien au sec en évitant la macération. Certains changes provoquent des allergies et sont à repérer;
- *de la facilité de pose :* des méthodes un peu différentes existent, elles sont plus ou moins confortables pour le patient ou pour le soignant;
- *des horaires de la journée :* le choix devra permettre d'adapter les protections aux moments de la journée et tenir compte de la nuit en assurant une absorption plus longue pour préserver le sommeil.

L'organisation dans la distribution des produits

Dans les services d'hébergement, la distribution des produits doit être organisée. Elle permet de gagner du temps, de maîtriser la gestion et d'assurer l'utilisation correcte du produit au niveau de toute l'équipe.

Il peut y avoir des fiches individuelles : avec le nom/prénom de la personne, la taille du change qui lui convient, sa capacité d'absorption.

La dotation peut être effectuée pour 24 h, au cours d'une distribution journalière. Les protections sont placées dans l'armoire individuelle de chacun.	Dans certains services, un chariot spécifique permettant la classification, le rangement des protections, est utilisé par les soignants au cours de la tournée des changes.

Lorsque l'incontinence est irréversible, **l'aide-soignant a un rôle primordial souvent exclusif**. Il est responsable de la bonne utilisation des produits, en assure l'efficacité et contribue à la qualité de la gestion.

Nous savons qu'un système trop onéreux sera abandonné. Vouloir ignorer ce problème serait faire preuve d'irresponsabilité, c'est pourquoi l'organisation doit garantir aussi ce facteur incontournable si l'on veut assurer la continuité des méthodes qui donnent satisfaction.

L'hygiène

- *Hygiène corporelle*

À chaque change, une toilette s'impose.

Il faut rappeler que le milieu humide favorise la prolifération de germes et fragilise la peau; en la nettoyant et en la séchant, le soignant participe à la prévention des infections et fait diminuer le risque des lésions au niveau de la peau.

- *Hygiène de l'environnement*

  Nous savons que bien des personnes appréhendent de pénétrer dans les locaux où vivent des incontinents : il existe parfois une odeur qu'ils ne supportent pas. Le nettoyage minutieux avec des produits détergents-désinfectants et déodorants devrait pallier ce problème qu'il faut prendre en considération; la négligence de l'aide-soignant dans ce domaine risquerait de favoriser ou d'aggraver l'isolement des personnes âgées.

  Il se peut que, malgré la protection, la personne souille les vêtements ou les draps. Il conviendra de nettoyer au plus tôt ce qui a été imprégné d'urine, le matériel et le revêtement de sol compris.

- *Recueil des produits souillés*

  Les produits : couches, changes, alèses ou autres, seront placés dans des sacs identifiés pour cet usage. Ceux-ci seront eux-mêmes placés rapidement dans une pièce aérée réservée au linge sale; ou mieux, dans des containers extérieurs aux locaux.

  Si la personne présente une infection urinaire, il faudra jeter les protections avec les déchets contaminés.

La rétention urinaire

Diagnostic infirmier : rétention urinaire.

L'aide-soignant peut être témoin d'un autre problème d'élimination : la rétention urinaire qui est une incapacité à éliminer l'urine.

Les signes évocateurs sont :

- une absence d'urine inhabituelle dépassant 6 h au plus;
- la personne exprime son désir d'uriner mais ne peut pas;
- la personne se plaint de ne pas pouvoir uriner et éprouve des douleurs abdominales;
- l'urine s'écoule goutte à goutte, la personne ressent une gêne abdominale.

L'aide-soignant devra avertir l'infirmier ou le médecin, les soins relatifs à la rétention relevant de soins prescrits.

Le rôle de l'aide-soignant est cependant très important car il est souvent le premier alerté de ce problème.

Conclusion : toutes les méthodes de soins seront planifiées et évaluées en équipe afin d'y apporter des réajustements si cela est nécessaire. Personne ne devrait décider seul de la poursuite ou non des actions.

L'incontinence, réalité trop courante, doit être considérée avec beaucoup d'attention car elle est pour la personne âgée une cause de souffrance morale importante qu'un soignant ne doit ni méconnaître ni oublier.

Elle mérite qu'il y apporte toute son observation, sa patience et sa persévérance.

Rendre la personne âgée continente, c'est ajouter à ses jours une qualité de vie qui mérite bien que l'on se donne la peine et les moyens de réussir.

L'ÉLIMINATION INTESTINALE

RAPPEL ANATOMO-PHYSIOLOGIQUE

Anatomie de l'intestin

Le gros intestin est la dernière partie du tube digestif; il assure l'élimination des déchets résultant de la digestion. Il se divise en plusieurs segments.

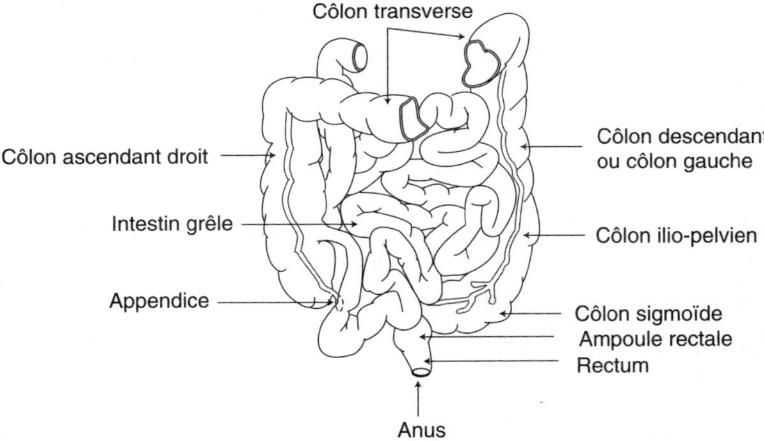

Anatomie de l'intestin.

La fonction intestinale se résume ainsi :

1) absorption d'eau et de sodium;
2) incubation des bactéries;
3) élimination des résidus.

Physiologie de la fin de la digestion

La bouillie appelée chyme, résultat de la digestion, arrive dans la portion droite du gros intestin où elle subit des modifications qui se poursuivent dans le côlon transverse; ainsi, de pâteuse elle devient ferme quand elle passe dans le côlon gauche. À ce stade elle ne contient plus que des résidus, l'absorption d'eau et de sodium a réduit son poids de 50 à 70 %.

Les phénomènes moteurs participent à l'évolution du transit par :

- *les mouvements segmentaires*: ce sont des ondes qui facilitent le malaxage sous l'effet des fibres musculaires coliques;

- *des mouvements de propulsion* : ils surviennent 2 à 3 fois par 24 heures, et augmentent après les repas. Ils propulsent le contenu du côlon vers une autre partie où il stagne avant un mouvement en masse.

Cette progression colique amène les matières dans le sigmoïde provoquant le besoin de déféquer, qui survient normalement une à deux fois par 24 heures.

La défécation

C'est la phase terminale de tous ces phénomènes, elle aboutit à l'élimination des matières fécales. Son mécanisme ressemble à celui de la miction urinaire.

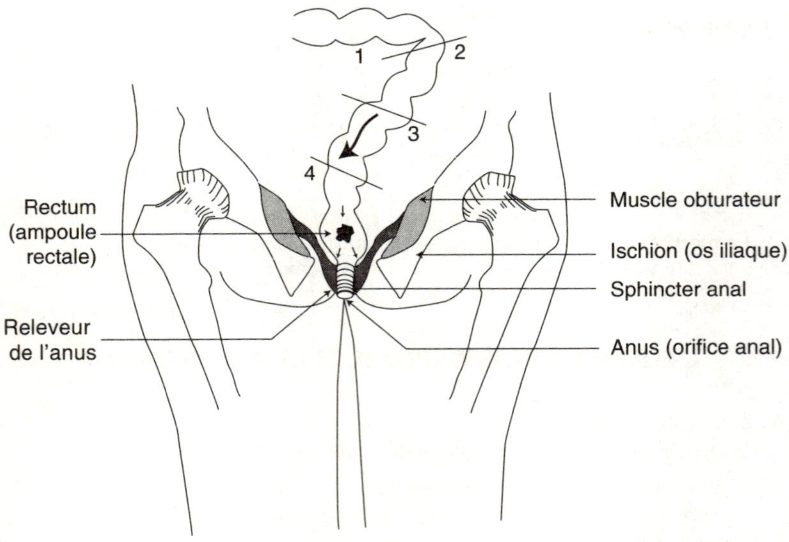

La défécation.

1. Côlon transverse et côlon gauche. 2. Côlon sigmoïde : organe de stagnation. 3. Cap recto-sigmoïdien : organe de propulsion. 4. Le rectum siège du besoin. 5. Zone du sphincter anal comprenant le sphincter interne et le sphincter externe (organe de contrôle volontaire).

Premier temps : il est réflexe et involontaire sous l'effet des matières. Le sigmoïde se distend et augmente la pression intrarectale faisant naître la sensation du besoin. Le sphincter interne se relâche. Les matières entrent en contact avec la muqueuse de l'ampoule rectale. En même temps apparaît une contraction du sphincter externe, réflexe, puis volontaire, assurant la continence.

Deuxième temps : si les conditions d'exonération sont admises, la pression abdominale intervient. Les muscles thoraciques se contractent et aident les poumons à se remplir d'air. Pendant ce temps la glotte est fermée, puis les muscles abdominaux compriment les intestins.

Troisième temps : il est réflexe et volontaire. Le relâchement simultané des sphincters interne et externe et des muscles releveurs s'effectue, entraînant l'ouverture recto-anale. La contraction du rectum propulse les matières vers l'orifice anal d'où elles sont expulsées.

Les matières fécales ou fèces contiennent de l'eau, des bactéries vivantes et mortes, de la cellulose, des sels et pigments biliaires ainsi qu'une bonne part d'éléments non assimilables.

LES TROUBLES DE L'ÉLIMINATION INTESTINALE

Diagnostic infirmier : élimination intestinale altérée.

La constipation	La personne a une élimination à plusieurs jours d'intervalle.	Les selles sont : • dures, • rares, • difficiles à émettre.
L'incontinence	Le contenu du rectum se vide involontairement.	Les selles : • peuvent être de consistance normale, • sont émises une ou plusieurs fois par jour.
La diarrhée	La personne a une élimination fréquente.	Les selles sont : • molles ou liquides, • fréquentes, plusieurs fois par jour.

L'ÉLIMINATION INTESTINALE ET LE VIEILLISSEMENT

Au cours du vieillissement :

- *l'absorption* est modifiée, il existe :
  - une baisse de la motilité intestinale,
  - une certaine détérioration des surfaces d'absorption,
  - une réduction de l'efficacité des enzymes digestives;
- *le mécanisme d'élimination et le contenu intestinal* subissent des changements :
  - une baisse de la lubrification intestinale de la muqueuse intervient,
  - les mécanismes de transport sont moins efficaces,
  - la masse ou volume des matières a tendance à diminuer du fait d'un régime alimentaire souvent pauvre en fibres : l'élimination est alors moins fréquente,
  - le sphincter perd de sa tonicité musculaire, la force abdominale diminue ce qui amène des difficultés d'évacuation.

L'élimination des selles préoccupe souvent les personnes âgées. Certaines en font une véritable obsession et demandent sans cesse des laxatifs. Elles ne se souviennent pas qu'elles sont allées à la selle et affirment qu'elles sont gênées par leur intestin. Elles se sentent mal et sont persuadées d'être intoxiquées par les mauvais résidus qui restent en elles.

Les pathologies d'ordre neurologique ou mental se compliquent souvent de problèmes d'élimination intestinale.

La constipation

Facteurs favorisants

Ralentissement de la progression des matières	Altération de la muqueuse colique	Facteurs psychologiques	Autres facteurs divers
Dû à : • une hydratation insuffisante, • un faible volume du bol fécal, • une inefficacité des ondes propulsives, • une modification de la sensibilité rectale.	Produisant : • une perturbation des réflexes intestinaux, • une inhibition ou exagération des spasmes diffus et nombreux.	• Les conflits caractériels, • l'anxiété permanente. Pour les psychanalystes, la constipation pourrait être l'expression d'une fixation infantile : angoisse d'atteinte corporelle, de destruction, d'abandon (anxiété de perdre une partie de son propre corps).	• La nature des selles : elles doivent être suffisamment hydratées pour exercer la pression qui déclenche les contractions et le besoin d'expulser les selles, • l'état de la muqueuse rectale, • l'efficacité des muscles abdominaux déficiente.

Les causes

Elles sont liées à des problèmes :

Physiques	Socioculturels et au mode de vie	Psychologiques
• Troubles sensitivo-moteurs, • accident vasculaire cérébral, • maladies neurologiques, • douleur à l'effort de défécation (hémorroïdes), • position corporelle inadaptée, • l'alitement, • l'immobilité.	• Changement de mode de vie : des heures d'élimination, • malnutrition : apport insuffisant, trop d'alimentation sans résidus, • manque de temps, • diminution des activités, • apport liquidien insuffisant, • hospitalisation récente.	• Manque d'intimité, • altération de l'état de conscience, • la dépression, • le sentiment d'inutilité, • troubles affectifs, • perte d'autonomie.

RÔLE DE L'AIDE-SOIGNANT DEVANT LA CONSTIPATION DE LA PERSONNE ÂGÉE

Observation - Constat

L'aide-soignant constate :

- la présence de selles dures et sèches;
- des efforts improductifs et une exonération impossible;
- une absence de selles depuis plus de 3 jours;
- une plainte exprimant une gêne au niveau du rectum, accompagnée ou non d'un besoin pressant.

Il transmet les informations oralement et par écrit.

mois	Janv.	Fév.	Mars	Avril	Mai	Juin	Juill.	Août	Sept.	Oct.	Nov.	Déc.
1	+	0										
2	0	+										
3	0	+										
4	+	+										
5	0	0										
6	+ +	0										
7	0	0										
8	0	+										
9	0	0										
10	0+	+										
11	+	+										
12	+	+										
13	0	+										
14	+	+										
15	+	+										
16	+	+ +										
17	0	0										
18	+	+										
19	0	+										
20	+	0										
21	+	+										
22	0	+										
23	0	0										
24	+	0										
25	+	+										
26	+	+										
27	+	+										
28	0	0										
29	0											
30	+											
31	+											

0 = absence de selles; + = présence de selles; il peut y en avoir plusieurs. Quand l'AS note une présence de selles l'après-midi, alors qu'il n'y en avait pas le matin, il rajoute une croix sur le 0.

Feuille de surveillance où sera notée l'absence ou la présence de selles sur un relevé quotidien, visible par l'infirmier et le médecin.

Interventions correctives

L'aide-soignant participe à l'application du régime conseillé. Celui-ci souvent riche en fibres permet d'assurer :

- un volume suffisant à l'intérieur du côlon;
- une stimulation du péristaltisme intestinal;
- une consistance des selles normale.

Il veille à l'apport liquidien qui doit être proche de 2 litres par 24 heures, et au rythme des repas qui seront répartis selon des heures régulières.

Intervention d'aide à la défécation

L'aide-soignant :

- préserve si possible les horaires habituels d'élimination et les habitudes de la personne en ce domaine;
- aide à régulariser le moment de l'élimination en proposant des essais, par exemple une heure après les repas;
- encourage ou aide la personne à se mobiliser ou à marcher s'il n'y a pas de contre-indications;
- facilite l'accès aux toilettes en veillant au désencombrement du trajet;
- accompagne la personne aux toilettes quand cela est nécessaire, évite le bassin qui rend l'acte de défécation plus difficile;
- assure le confort aux toilettes ou sur le bassin, en se rappelant que la position assise facilite la défécation;
- cherche ce qui peut assurer les conditions optimales d'intimité nécessaire (fermer la porte);
- met la personne en confiance en la sécurisant (lui donner un moyen d'appui, la sonnette à portée de main);
- maintient les sanitaires dans une propreté satisfaisante (l'odeur nauséabonde, la saleté peuvent freiner l'envie d'aller à la selle).

L'aide-soignant peut être appelé à suspecter la présence d'un **fécalome**, conséquence de la constipation, fréquemment rencontré chez la personne âgée. Il est le résultat d'une accumulation de matières déshydratées dans l'ampoule rectale. Son volume est parfois d'une importance surprenante.

- Il se voit lors des efforts à la défécation : on observe que les matières restent au niveau de l'anus qui est douloureux;
- il peut s'accompagner :
  - de diarrhées « fausses diarrhées » après plusieurs jours d'absence de selles,
  - de sensation de pesanteur pelvienne,
  - de douleurs abdominales;
- la personne âgée est très agitée, énervée, quelquefois cet état s'accompagne de troubles mentaux qui ressemblent à la démence,

L'aide-soignant signale ses observations, le médecin fera le diagnostic et prescrira le traitement.

Lors de l'évacuation du fécalome, l'aide-soignant est souvent présent et, en collaboration avec l'infirmier, il prépare le matériel nécessaire et assure la protection du lit.

Pendant l'intervention qui est très douloureuse et pénible, il encourage et soutient la personne âgée. Lorsque l'opération est terminée, il effectue les soins d'hygiène : toilette du siège, change le linge souillé et s'assure de la propreté de l'environnement.

L'INCONTINENCE FÉCALE

Diagnostic infirmier : élimination intestinale altérée — incontinence.

L'incontinence fécale correspond à une évacuation involontaire des selles, consécutives à certaines maladies biologiques, psychologiques, psychiatriques.

Facteurs favorisants ou déterminants

Nous trouvons l'absence de contrôle de l'élimination intestinale :

- dans les pathologies : neuromusculaires, neurologiques, les comas, les maladies intestinales inflammatoires;
- après des interventions sur le rectum ou le côlon;
- au cours de la dépression, de la démence, de la désorientation;
- au cours du vieillissement qui entraîne une diminution des cellules cérébrales actives. La liaison qui unit le cortex aux viscères se fait moins bien, le contrôle des centres nerveux supérieurs s'affaiblit.

La situation se détériore plus ou moins suivant les individus. **Dans certains cas, le contrôle sphinctérien n'est plus assuré.**

Chez la personne âgée, l'incontinence est aussi la conséquence d'une régression assez souvent retrouvée en institution.

L'incontinence fécale conséquence d'une régression

La personne âgée peut se sentir victime d'une carence affective : « Personne ne s'intéresse plus à elle, et elle ne s'intéresse plus à personne. » Dépendante de tous, désœuvrée, alitée : **elle exprime par l'incontinence sa souffrance, son besoin de relation**.

L'incontinence pour la personne âgée peut :

- être un moyen *d'exprimer une agressivité* face à l'entourage;
- lui permettre *de manifester une opposition* face au milieu qu'elle ressent comme une agression;
- être une *réaction de peur, de désarroi* déclenchée par des hospitalisations ou des changements de lieu de vie;
- être un moyen *d'attirer l'attention* pour établir des liens affectifs;
- lui permettre de bénéficier *du maternage* que lui prodiguent les soignants en cette circonstance;
- être la *solution de facilité* face au bouleversement des habitudes, un refuge dans la passivité;

- *résulter de la monotonie* de l'ambiance, du manque de stimulation, d'un alitement prolongé, d'un état d'abandon.

La maîtrise du sphincter anal par le petit enfant fait partie de sa progression vers la maturité. **Dans sa régression,** la personne âgée n'exerce plus cette maîtrise. Quelquefois elle éprouve une certaine satisfaction à se barbouiller avec ses matières et à les manger (coprophagie).

Dans les états démentiels, nous retrouvons une régression dont l'incontinence fait partie.

Rôle de l'aide-soignant devant l'incontinence

Une réflexion en équipe à laquelle participera l'aide-soignant permettra de repérer les circonstances de l'apparition de l'incontinence.

Recueil de données

L'aide-soignant devra mettre la personne âgée en confiance pour connaître :

- son histoire;
- ses habitudes de vie;
- ses difficultés : actuelles, physiques, psychiques, affectives;
- la périodicité de l'incontinence qui sera épisodique ou permanente.

Interventions

Lorsqu'une dynamique **psychologique** est en cause, l'aide-soignant devra :

Stimuler la personne âgée	Modifier le climat affectif
Afin qu'elle acquière ou conserve un comportement actif : • l'occuper en lui confiant des tâches simples qu'elle peut réussir, • la distraire : – les promenades réalisent une activité physique nécessaire, agréable et stimulante; – les jeux de société favorisent la relation et l'attention aux autres. L'aide-soignant sera souvent sollicité pour trouver des activités dynamisantes qui feront barrage à l'inertie (voir chapitre 11 « L'animation »).	Pour cela il faut abandonner : • les attitudes autoritaires qui brisent la volonté, empêchent les initiatives, favorisent l'inertie, entraînent l'opposition; • le maternage qui infantilise la personne et peut la conduire vers une régression, un état de dépendance nuisible à son évolution; • les automatismes ou actes en série qui ne sont pas adaptés à toutes les personnes, qui perturbent leurs habitudes de vie; • les reproches, menaces, punitions qui aggravent le sentiment de peur et d'angoisse générateur d'incontinence; Il faut respecter les rythmes d'excrétion propres à chaque sujet.

De plus l'aide-soignant devra appliquer les actions de soins décidées en équipe : voir intervention d'aide à la défécation (p. 30), et les actions et soins décrits au sujet de l'incontinence urinaire irréversible (p. 22).

Les soignants ont souvent constaté que des personnes âgées n'étaient plus incontinentes lorsqu'elles se retrouvaient intégrées dans une vie de groupe organisée tels que : les voyages, les vacances, des repas à l'extérieur.

Des progrès dans ce domaine sont réalisés dans les services d'hébergement mais ils sont encore à développer.

Croire que tout ceci est accessoire et peu important serait une erreur grave.

La diarrhée

Diagnostic infirmier : élimination intestinale altérée — diarrhée — élimination fréquente de selles liquides ou non moulées.

Le rôle de l'aide-soignant sera surtout un **rôle d'observation**; mais il participera avec l'infirmier à la mise en place du régime ordonné.

- Il *rendra compte* :
  - du nombre de selles relevées;
  - de leur fluidité;
  - de leur fréquence toutes les 2/3 heures ou plus;
  - de l'odeur.
- Il *conservera* les selles suspectes pour les montrer au médecin ou à l'infirmier.
- Il *fera part* d'un doute sur un facteur déclenchant possible; exemple : après un repas : l'aide-soignant peut être amené à observer que la diarrhée survient toujours après l'absorption de certains aliments.
- Il *appliquera* le régime ordonné qui peut comprendre :
  - la suppression de certains aliments. Ex. : produits lactés, fruits, légumes frais;
  - l'apport de certains aliments. Ex. : carottes, eau de riz;
  - des repas fréquents en quantité moins importante.
- Il *maintiendra* la personne dans un état de propreté et participera à ses soins d'hygiène si cela est nécessaire et facilitera l'accès aux toilettes.

CHAPITRE 3

Le sommeil

Besoin de dormir et de se reposer

Le sommeil a une importance capitale au cours de l'existence. Les humains y consacrent 1/3 de leur vie soit plus ou moins 8 h sur 24.
En procurant le repos, il renouvelle les forces et produit le bien-être nécessaire au corps et à l'esprit. Il favorise la croissance cellulaire et la réparation des tissus vieillissants. Il est nécessaire au maintien de la santé.
Les personnes âgées plus que toute autre personne se plaignent souvent de ne pas dormir et passent la majorité de leur temps à se reposer.
Nous verrons les différentes phases du sommeil, les troubles du sommeil, les modifications dues au vieillissement, les facteurs favorables et défavorables au sommeil, et le rôle de l'aide-soignant.

LES PHASES DU SOMMEIL

Il y a deux sortes de sommeil : le sommeil lent et le sommeil rapide.

Phase 1	Phase 2
1. **Le sommeil lent** comprend 4 stades. *Stade I : **l'endormissement :*** il se produit des hallucinations passagères, les muscles se détendent — il existe une perte de conscience de l'environnement. *Stade II* : ***sommeil léger :*** une relaxation musculaire progressive s'installe — l'activité cérébrale diminue, les pensées sont floues. La personne peut se réveiller encore facilement. *Stade III :* ***sommeil profond*** — la fonction digestive s'accélère, les échanges cellulaires sont facilités — la personne se réveille plus difficilement.	2. **Le sommeil rapide** ou paradoxal. C'est la période de production des rêves — des mouvements oculaires se produisent, rapides, horizontaux ou verticaux. Le seuil d'éveil est nettement plus élevé qu'au stade précédent, c'est-à-dire que le dormeur se réveille plus facilement.

➤

suite ➤

Phase 1	Phase 2
Stade IV : ***sommeil très profond;*** il existe un ralentissement des fonctions de l'organisme jusqu'à un niveau extrêmement bas — le dormeur est immobile les paupières closes — le cœur et la respiration ont des rythmes ralentis et un peu irréguliers. Si on le réveille, il sera lent à réagir. Éviter de réveiller la personne à ce stade.	
Le stade de sommeil lent dure environ 70 minutes.	Le stade de sommeil rapide dure environ 20 minutes.

Un cycle de sommeil, constitué des deux phases, dure environ 90 minutes et se répète 4 ou 5 fois au cours de la nuit.
Le stade I d'endormissement ne se produit normalement qu'une fois.
La durée du sommeil varie suivant l'âge. Le nourrisson dort environ : 16 h, l'adulte : 7 à 8 h, le vieillard : 6 à 6 h 30.

- *Le rêve*

Le rêve est propre au sommeil dit « paradoxal » Cette phase du sommeil est caractérisée par des mouvements oculaires et une activité intense du cerveau alors que les muscles sont totalement relâchés.
Le sommeil paradoxal représente environ un quart du sommeil chez l'adulte et 60 % chez l'enfant. L'enfant rêve plus que le sujet adulte. Chez la personne âgée, la période de rêve est encore moins importante.
Le rêve permet la restauration neuronale, il est donc nécessaire au bon fonctionnement cérébral. Le cerveau se « régénère » durant le sommeil paradoxal, c'est pourquoi les enfants ont des phases de sommeil paradoxal plus longues que celles des adultes.
Du point de vue psychanalytique, le rêve est une production de l'inconscient de l'individu, caractérisé par son abord incompréhensible et incohérent.
Le rêve est compris comme un moyen de maintenir l'équilibre psychique en évacuant les tensions accumulées, les conflits internes de l'individu, les pulsions qui ne sont pas tolérables pour le sujet conscient (ou la société). Ainsi le rêve est la plupart du temps totalement oublié par le rêveur.

LES TROUBLES DU SOMMEIL

L'insomnie

Elle fait l'objet de plaintes fréquentes et se traduit par :
- une difficulté à l'endormissement;
- des réveils fréquents au cours de la nuit suivis de phases de sommeil : le sujet ne se souvient plus qu'il s'est rendormi et affirme qu'il n'a pas dormi de la nuit.

- *Conséquences de la perte de sommeil*

La perte de sommeil provoque souvent une baisse des performances physiques intellectuelles et psychiques :

- fatigue musculaire, apathie;
- irritabilité, agitation;
- trou de mémoire;
- replis sur soi, dépression.

L'hypersomnie

La personne dort dans n'importe quelle circonstance, elle « tombe de sommeil ». Son état peut évoluer vers un désintérêt total vis-à-vis de son environnement. Ce peut être un refuge, un retour à l'état infantile conduisant à la régression.

Le sommeil et le vieillissement

Il est courant d'entendre la personne âgée se plaindre de son sommeil. Elle affirme :

- qu'elle est réveillée à tout instant de la nuit;
- que son sommeil est léger;
- qu'elle s'endort à une heure très tardive.

Les modifications au cours de la vieillesse

Le stade I est plus long.

Les stades II, III et IV ainsi que le sommeil paradoxal ou période de rêves sont interrompus fréquemment par des moments de réveil; les cycles sont morcelés, les passages d'un stade à l'autre sont multiples.

Ainsi, le nombre de cycles est augmenté, il passe de 6 à 8 au cours de la nuit contre 4 ou 5 chez l'adulte, les premiers cycles étant plus courts que les derniers.

Le sommeil lent et profond survient en fin de nuit.

Les différents stades du sommeil sont représentés schématiquement (voir p. 42), mais rien n'est aussi précis en réalité, surtout chez la personne âgée où le sommeil est très désorganisé.

- *Les siestes*

Elles augmentent en nombre avec l'avance en âge, elles durent de 15 à 60 minutes et peuvent se produire plusieurs fois par jour.

Le sommeil paradoxal est prédominant pendant les siestes du matin; le sommeil profond au stade IV pendant les siestes de fin d'après-midi.

Les personnes âgées éprouvent le besoin de faire la sieste; elles y trouvent le moyen de reconstituer leurs forces.

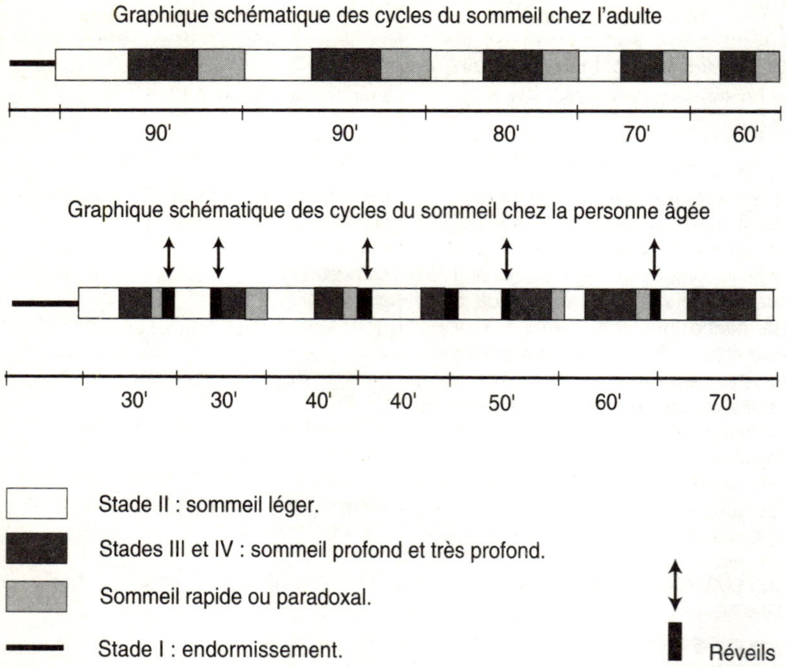

Graphiques des cycles du sommeil chez l'adulte et chez la personne âgée.

Le sommeil et les influences favorables et défavorables

Influences favorables	Influences défavorables
Les activités	*Les états pathologiques*
• Les rencontres et les échanges avec d'autres personnes dans la journée; • les activités, la promenade en plein air; • les activités relaxantes, détendantes avant le coucher : lecture, musique; • une occupation calme lorsque l'endormissement est difficile.	• Les pathologies, problèmes cardiaques, respiratoires, fièvre, dépressions; • la démence : les déments ont un rythme de sommeil désorganisé : ils somnolent le jour et s'agitent la nuit; • l'incontinence.
L'institution d'un rituel	*Les conditions psychologiques*
• Le coucher, le lever, les repas à des heures régulières; • la prise d'une légère collation ou l'ingestion de lait ou de tisane.	• L'angoisse, la peur; • la solitude; • un choc affectif; • le changement dans les habitudes de vie.

suite ➤

Influences favorables	Influences défavorables
La prévention de la douleur	*La douleur*
• Frictions, massages, • position.	Voir chapitre 14, p. 133
La chambre, le confort	*Certaines conditions physiques :*
• La cessation progressive de tout bruit : parler à voix basse, marcher doucement, éviter les bruits de porte; • un lit confortable, agréable et propre : des oreillers adaptés au goût de la personne; • le nombre de couvertures adapté au besoin personnel; • l'aération de la chambre permettant une température modérée (trop de fraîcheur ou trop de chaleur sont néfastes); • un éclairage répondant au désir de la personne; • l'installation de tout ce dont elle a besoin; • la proximité du bassin, la sonnette, accessibles sont des éléments rassurants; • mettre les changes spéciaux pour la nuit en cas d'incontinence.	• le surmenage, l'oisiveté, l'immobilisation, la diminution de l'activité; • la faim; • l'ingestion de café, vitamine C, alcool, chocolat. *L'environnement* • L'environnement inconnu, • le bruit, • l'éclairage : trop important ou trop absent, • les soins nocturnes : qu'ils soient au bénéfice de la personne elle-même ou de son voisinage.

RÔLE DE L'AIDE-SOIGNANT

À partir des données précédentes, l'aide-soignant devra adapter ses actions et son comportement face au besoin de sommeil des personnes âgées.

Observer à quel moment la personne âgée s'endort : tôt le soir ou au contraire tard dans la nuit, ainsi que les facteurs :

- qui empêchent la personne âgée de trouver le sommeil;
- qui interrompent son sommeil;
- ceux qui l'aident à s'endormir;
- ceux qui favorisent le maintien de son sommeil.

Agir en équipe dans l'organisation des soins, c'est-à-dire prendre les décisions en commun, chaque membre de l'équipe devant ensuite les appliquer :

- respecter les cycles de sommeil et de repos;
- ne pas réveiller tôt les personnes qui s'endorment tard;
- au contraire lever tôt les personnes qui n'aiment pas rester au lit;
- tenir compte de ce qui favorise le sommeil, en assurant un environnement conforme aux besoins de repos, de sécurité, de bien-être;
- rassurer par une présence, une écoute, rendre visite, dire bonsoir, proposer éventuellement une tisane.

La nuit amène l'obscurité, l'inactivité, la solitude, le silence : tout cela évoque plus ou moins consciemment la mort et peut faire naître un sentiment de peur, d'angoisse, surtout chez la personne âgée. L'insomnie peut être un moyen de lutter contre la crainte de mourir, d'être seul.

Les soins que prodiguent les aides-soignants les rendent très proches des personnes âgées; ils ont dans ces moments difficiles une mission importante. La qualité de leur présence, qui doit s'apparenter à un accompagnement, peut atténuer ou faire disparaître l'état de souffrance véritable provoqué par l'appréhension de la nuit.

Lorsque la personne se plaint de douleurs, il faut prévenir l'infirmier.

Se rappeler que :

⚠

- l'alcool peut aider des personnes à s'endormir; mais il favorise la fragmentation du sommeil et ne peut être considéré comme remède à l'insomnie;
- le lait, précurseur du neurotransmetteur sérotonine responsable de l'endormissement, serait une aide pour trouver le sommeil;
- les somnifères dont l'usage est prolongé accentuent l'insomnie.

La petite bande dessinée suivante illustre de façon humoristique et amplifiée « une scène nocturne ».

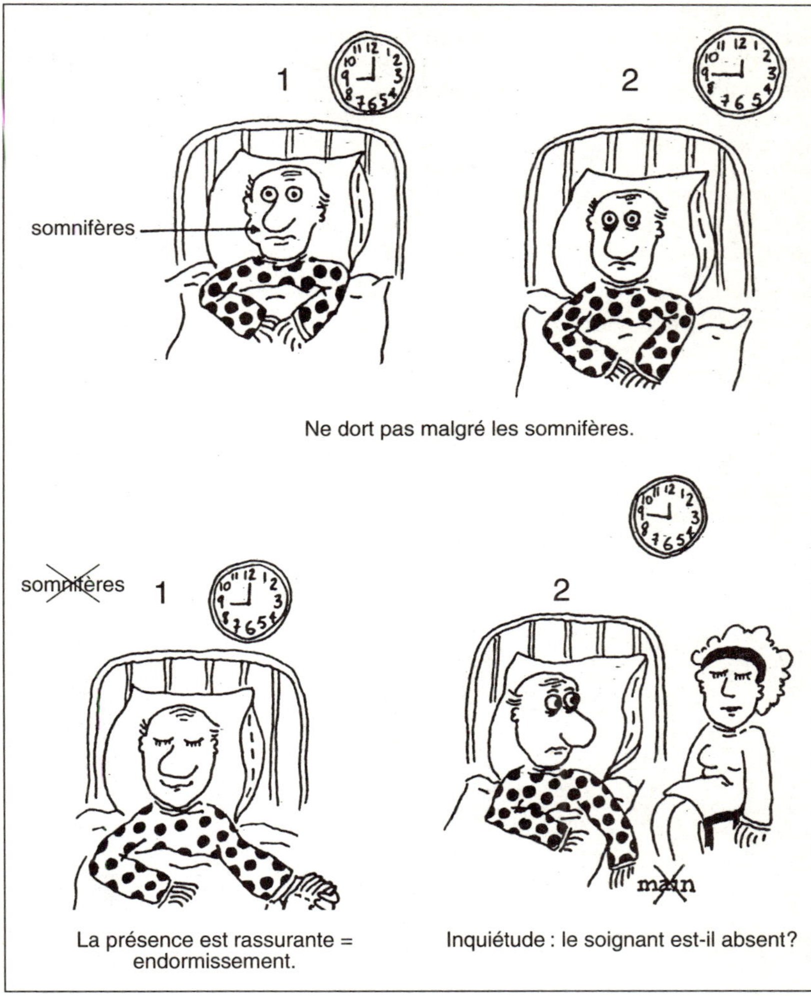

Scènes nocturnes.

CHAPITRE 4

La thermorégulation

Besoin de maintenir la température du corps

L'équilibre entre la production et les pertes de chaleur maintient une température corporelle satisfaisante. Au cours du vieillissement, cet équilibre est fragilisé : outre les facteurs métaboliques interviennent l'environnement et l'activité. Dans ces deux derniers domaines, l'aide-soignant peut agir efficacement.

RÔLE DE LA THERMORÉGULATION

La thermorégulation permet de garder un équilibre entre **la production et la perte de chaleur.**

Le mécanisme régulateur est l'hypothalamus qui a un rôle de thermostat : à ± 37 °C, par l'intermédiaire de ses **thermorégulateurs.**

Les informations thermiques remontent vers l'hypothalamus après avoir été captées par les **thermorécepteurs** cutanés.

Les réactions sont contrôlées :

- par la circulation sanguine cutanée;
- par les mécanismes hormonaux;
- par le système nerveux central.

La production de chaleur est le résultat de réactions cellulaires (du métabolisme).

Les variations dépendent de plusieurs causes détaillées dans le tableau suivant.

La température augmente	Les pertes de chaleur
• Par l'augmentation des sécrétions hormonales : adrénaline ou noradrénaline : – lors d'un stress, – d'une émotion, – de la colère, • pendant l'activité ou un effort prolongé, • après une alimentation hyperprotidique, 3/4 d'heure environ après le repas.	Se font au niveau : • cutané (sueur), • des voies pulmonaires, • des reins. 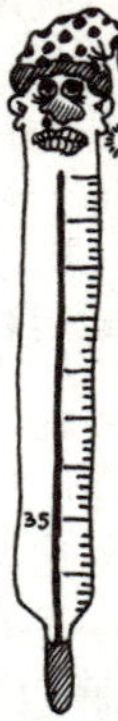
Le corps reçoit de la chaleur par :	*Le corps perd de la chaleur par :*
• la radiation (ondes calorifiques), • par le milieu environnant très chaud.	• la **conduction** (contact direct avec le froid), • **l'évaporation** (en même temps que les liquides organiques : sueur, respiration), • par **ventilation** d'air froid.

THERMORÉGULATION ET VIEILLISSEMENT

La personne âgée présente en général une baisse de la température

Les causes de cette baisse sont les suivantes :

- le métabolisme cellulaire qui est diminué;
- les modifications cutanées qui rendent moins efficace le rôle des capillaires;
- le manque d'exercice;
- la ration alimentaire qui se trouve souvent restreinte : la diminution de protéines joue en particulier un rôle dans la baisse de température.

Les déséquilibres de la thermorégulation

Les personnes âgées sont vulnérables dans tous les domaines et sensibles à toutes les agressions physiques, psychiques, environnementales.

⚠ La tolérance des personnes âgées à l'égard des écarts de température est diminuée; c'est ainsi que l'on constate un nombre de décès plus important au cours des grandes chaleurs ou des grands froids.

En cas d'infection, la température corporelle augmente moins que chez l'adulte.

Rôle de l'aide-soignant dans le maintien de la température du corps

La personne âgée et le froid	L'aide-soignant doit
• Elle se plaint souvent d'avoir froid.	• Veiller à maintenir la température ambiante entre 20 °C et 22 °C.
• Elle se couvre de multiples chandails et couvertures.	• Conseiller la personne âgée dans le choix de ses vêtements, afin qu'ils soient adaptés à la saison; • inciter la personne à se mobiliser surtout quand il fait beau temps; • la vêtir lorsqu'elle est levée (on ne devrait pas voir des personnes en chemise assises dans les fauteuils sans être couvertes).
• Elle se sent agressée par les courants d'air, • elle ne veut pas se mobiliser et refuse de sortir, en exprimant sa crainte de sentir l'air.	• Éviter les courants d'air (ils sont souvent produits au cours du ménage).
• Elle montre qu'elle a froid aux mains et aux pieds.	• Protéger ses mains, ses pieds avec une couverture; • vérifier ses dires en palpant la peau, les mains et les pieds, lorsqu'elle se plaint d'avoir froid.
• Elle reste auprès des sources de chaleur.	• La réchauffer en lui offrant une boisson chaude, et l'encourager à s'alimenter; • lui assurer un apport de protides satisfaisant.
La personne âgée et l'hyperthermie ou la chaleur	**L'aide-soignant devant une hyperthermie constatée après prise de température doit**
La personne âgée se plaint : • de maux de tête, • d'être très fatiguée, plus que de coutume, • ne veut plus manger, • elle est irritable, agitée anxieuse, • sa peau est chaude et présente des rougeurs, • elle transpire. 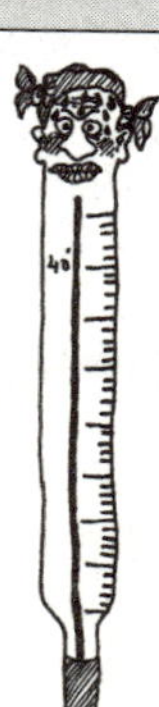	• Contrôler la température ambiante et l'abaisser si nécessaire (cependant pas au-dessous de 18 °C); • la découvrir, si elle est trop couverte; • calmer la personne si elle est agitée, la rassurer; • lui permettre de se reposer; • lui faire boire des liquides froids; • procurer un régime alimentaire riche en hydrate de carbone et en sel, et faible en protéines et en graisse. En dehors des problèmes de température : • ne pas faire sortir la personne âgée par les grandes chaleurs sans la protéger, par un chapeau de soleil et des vêtements adaptés.

Les actions réalisées par l'aide-soignant agissent surtout préventivement, elles complètent et accompagnent les traitements prescrits par le médecin lorsque le déséquilibre de la température réalise une hyperthermie ou une hypothermie importante.

✎ Lorsque l'on soupçonne une élévation anormale de la température corporelle, il ne faut pas hésiter à la contrôler avec le thermomètre, lui seul donnera une information juste.

LA PRISE DE TEMPÉRATURE

Parmi les tâches confiées aux aides-soignants, la prise de température est l'une des plus courantes. Les variations de température sont des signes qui nous informent sur l'état de la santé. L'obtention correcte des chiffres nécessite une rigueur dans la pose du thermomètre.

Il existe de nombreux sites de prise de température, certains permettent de mesurer **la température centrale** : dans ces cas les sondes sont placées dans l'artère pulmonaire, l'œsophage par le médecin.

En pratique, la prise de **température périphérique** est de beaucoup la plus utilisée, les sites sont d'accès plus facile.

Avantages et inconvénients selon le site choisi

- *La température rectale*

C'est la méthode qui a été la plus utilisée en France, ce site étant considéré comme le mieux protégé contre les déperditions de chaleur; mais les inconvénients qu'elle présente font qu'elle est de plus en plus abandonnée. Car il existe :

- des risques infectieux : le rectum est une cavité très infectée;
- des risques traumatiques : des ulcérations consécutives à la pose du thermomètre sont fréquemment constatées, elles sont parfois responsables d'hémorragies graves et même de perforation.

Les résultats dépendent de la position du thermomètre, il existe une différence de 0,8 °C suivant que l'on place le thermomètre à 1 cm ou 2,5 cm de l'orifice anal. Pour être stable, la mesure devrait être réalisée à 8 cm de la marge de l'anus, ce qui ne peut se faire concrètement.

- *La température buccale*

C'est la méthode la plus utilisée dans le monde. Le thermomètre est placé sous la langue au fond de la bouche.

On recommande de ne pas boire de boissons brûlantes ou glacées, de ne pas fumer, durant les 10 minutes qui précèdent la prise buccale. La polypnée peut aussi fausser les chiffres. Les résultats sont influencés par de nombreux facteurs.

- *La température axillaire et inguinale*

Le thermomètre disposé dans le creux axillaire ou inguinal doit y être placé correctement.

Demander à la personne âgée de maintenir le thermomètre à cet endroit suppose qu'elle soit très consciente et valide. Elle éprouve souvent des difficultés à serrer le bras contre son corps ou à bien garder le thermomètre au pli de l'aine.

Le résultat de la mesure dépend de la coopération de la personne afin que le contact avec le corps soit bien réalisé et assez longtemps.

- *La température cutanée frontale*

La transpiration, les variations thermiques de l'environnement sont des facteurs qui modifient les résultats. La température frontale est jugée inacceptable du fait de ses nombreuses variations. Le front est toujours la région cutanée la plus chaude au repos comme à l'effort.

- *La prise de la température tympanique*

Actuellement de nouveaux thermomètres permettent la prise de température au niveau du tympan. Celui-ci étant en relation directe avec l'hypothalamus, les résultats correspondent à ceux de la température centrale.

Le site, l'oreille, est très facile d'accès, la membrane tympanique est considérée comme très fiable. Il est à noter toutefois que certaines conditions peuvent perturber les résultats, ce qui justifie de s'assurer que l'oreille est propre, qu'elle n'a pas de bouchon de cerumen. Si un doute existe à ce sujet, l'AS n'hésitera pas à en faire part.

Les différents appareils de prise de température

Rappel : depuis juillet 1999, il est interdit d'utiliser les thermomètres à mercure dans les établissements de santé français (circulaire DH/DGS n° 99-426 du 20 juillet 1999).

Il existe de nombreux appareils :

- le thermomètre digital électronique;
- le thermomètre à capteur individuel à usage unique;
- le thermomètre chimique à usage unique;
- le thermomètre à cristaux liquides;
- le thermomètre à infrarouge.

Chacun de ces thermomètres a un mode d'utilisation qu'il faut respecter. Le contrôle du bon fonctionnement de l'appareil peut être nécessaire; par exemple, la validité des piles, la propreté de la lentille des thermomètres électroniques. L'obtention correcte du degré de température en dépend.

Le thermomètre digital électronique est doté d'un signal sonore qui fonctionne lorsque la prise est réalisée.

Les chiffres de température suivant les sites et durée de la prise

Le chiffre considéré comme normal n'est pas tout à fait le même suivant le site utilisé. Voici ceux habituellement retenus.

Chiffres de température les plus courants	Durée de la prise
• La température rectale moyenne est de 36,8 °C avec une variante de ± 0,4 °C.	Environ 2 à 3 minutes.
Par rapport à la température rectale	
• La température buccale est environ de – 0,6 °C, • la température axillaire est environ de – 0,9 °C.	• Environ 7 à 10 minutes, • 10 à 20 minutes pour atteindre l'équilibre thermique.

La mesure de température tympanique s'obtient en 2 secondes avec un thermomètre à infrarouge. Ce site répondrait plus rapidement que les autres aux changements de température du corps et cette mesure serait la plus fiable. En effet, le tympan est irrigué par les mêmes flux sanguins que l'hypothalamus, centre de la régulation thermique.

Conclusion

Dans tous les cas, la mesure de la température doit être réalisée dans les mêmes conditions, c'est-à-dire :

- avec le même thermomètre;
- aux mêmes heures;
- à distance d'un effort et des repas;
- en utilisant le même site.

⚠ Enfin pour terminer, rappelons les **mesures d'hygiène** :

- lorsqu'on utilise un couvre sonde, il faut impérativement en changer après chaque prise;
- les thermomètres doivent être nettoyés, désinfectés après chaque usage;
- les mains du soignant lavées avant et après le soin;
- sans ces mesures d'hygiène, les germes se transmettent d'une personne à l'autre.

CHAPITRE 5

Le mouvement

Besoin de se mouvoir et de maintenir une bonne posture

Le mouvement est un besoin vital pour l'organisme.
Il exerce une part active dans la circulation sanguine et lymphatique. Il maintient un bon fonctionnement des articulations, une bonne coordination des gestes, développe la capacité musculaire, l'agilité du sujet, et lui permet de maintenir son autonomie.
Les multiples modifications biologiques dues à la sénescence rendent le mouvement plus laborieux. Confrontée à ce phénomène, la personne âgée a besoin d'être aidée et stimulée pour ne pas réduire exagérément son activité. L'aide-soignant aura à ce niveau un rôle déterminant.

Rappel physiologique de la fonction motrice

a) Le muscle visible à l'œil nu est constitué de deux sous-ensembles : les **faisceaux musculaires** formés de **cellules musculaires** (myocytes).

b) **L'influx nerveux :**

- pour que le muscle se contracte, il doit recevoir un ordre venant du cerveau;
- la contraction musculaire est donc déclenchée par un message électrique (l'influx nerveux);
- ce message est émis par le neurone moteur (motoneurone) situé dans une zone précise du cerveau. Un même neurone transmet le message de contraction à plusieurs cellules musculaires (myocytes) (voir fig. 1);
- l'influx nerveux parcourt l'axone prolongation du neurone; il est reçu par les myocytes qui se contractent.

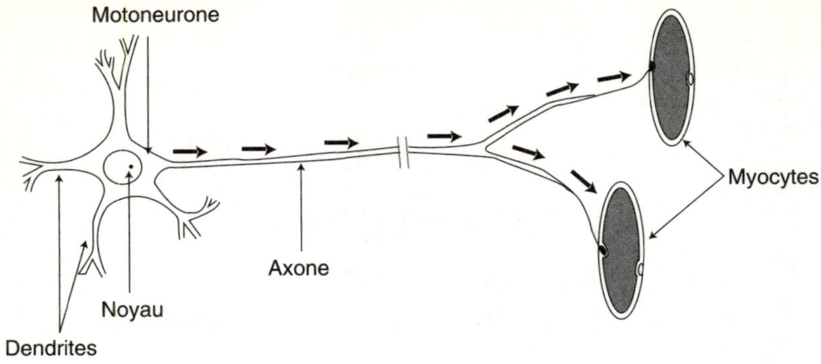

1 – Motoneurone et cellules motrices qu'il commande.

c) **La circonvolution frontale ascendante**.

La région du cerveau qui organise la motricité volontaire est située dans le lobe frontal. Cette région est appelée circonvolution frontale ascendante (voir fig. 2) . Elle comprend un nombre important de neurones moteurs et joue le rôle d'un levier de commande d'où partent les influx nerveux responsables de la contraction musculaire.

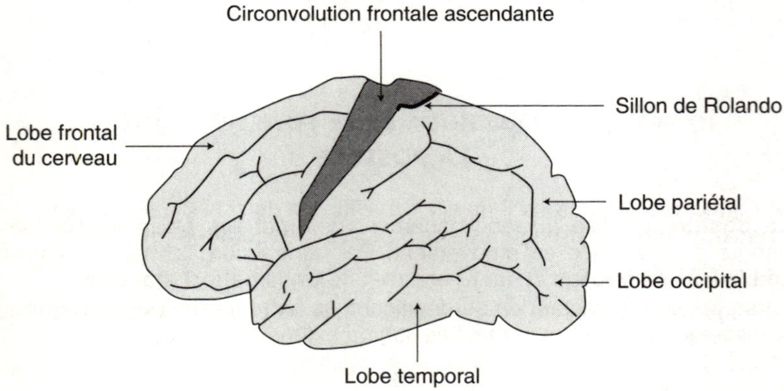

2 – Vue latérale des lobes cérébraux avec localisation de la circonvolution frontale ascendante.

d) L'**homoculus**.

Tous les muscles de l'organisme sont représentés dans la frontale ascendante selon une disposition particulière.

Pour marquer l'importance de certaines parties du corps dans la motricité volontaire, on utilise l'homoculus (voir fig. 3).

La grosseur de l'organe représenté sur l'homoculus ne correspond pas à l'importance de sa masse musculaire, mais à la précision des mouvements qu'il est capable d'effectuer. Ainsi, les mains et la face (multiples expressions du visage) sont, chez l'homme, très importantes.

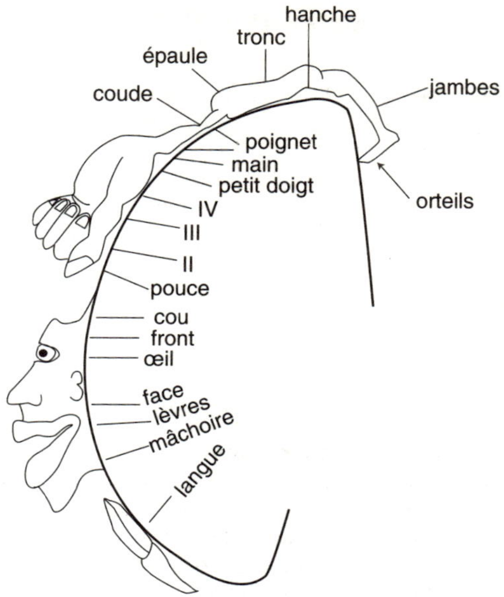

3 – Homoculus avec localisations motrices sur la frontale ascendante.

La posture

La posture est liée au fonctionnement des muscles et articulations en dehors de leur mise en mouvement. Par contraction ils maintiennent le corps dans sa position et dans l'espace : ils font un **effort statique**.

Lorsqu'ils se contractent en se déplaçant, ils font un **effort dynamique** et réalisent le mouvement par une flexion ou extension du muscle.

Le schéma corporel

Le schéma corporel correspond à la **représentation mentale que chaque individu a de son corps**, qu'il l'acquiert à travers des expériences vécues au cours des déplacements et des gestes.

La personne âgée dont le corps évolue doit sans cesse réajuster son schéma corporel. Mais bien souvent elle ne s'y intéresse plus, ce qui engendre des troubles parfois très importants.

Par exemple : elle ne sait plus désigner les parties de son corps de façon précise, elle ne sait plus trouver son épaule, ne sait plus distinguer sa droite de sa gauche.

La motricité manuelle

Bien qu'elle soit moins souvent évoquée, la motricité manuelle est très importante. Elle permet d'effectuer la plupart des gestes de la vie quotidienne et assure au même titre que la marche une autonomie essentielle.

La motricité manuelle fait intervenir plusieurs éléments de coordination des mouvements :

- action simultanée de l'œil et de la main;
- la coordination entre les deux mains;
- la coordination entre les doigts, plus particulièrement entre le pouce et les autres doigts.

Au cours du vieillissement, la motricité manuelle se détériore. Les pertes liées à la motricité manuelle s'accompagnent aussi d'une dévalorisation et d'une baisse de l'estime de soi.

En effet, des phrases telles que : « Il ou elle a de l'or dans les mains », « Il ou elle sait tout faire de ses mains » expriment l'importance des mains, sujet d'admiration, surtout autrefois.

Les troubles de la vue empêchent progressivement l'œil d'accompagner, de diriger correctement la main, ce qui entraîne la maladresse.

La précision du geste peut être défectueuse à cause de tremblements; des problèmes articulaires peuvent s'y ajouter.

Le déficit manuel entraîne un découragement.

Le mouvement et la marche

Le mouvement résulte d'une contraction musculaire qui déplace l'articulation et les os qu'elle rattache. Le système nerveux commande, contrôle, coordonne l'ensemble de l'appareil moteur et permet l'intervention de facteurs comme le degré de vigilance du sujet, la maîtrise de soi, la volonté.

La marche est un mécanisme complexe qui requiert un bon équilibre. L'équilibre est acquis progressivement lorsque le système nerveux est suffisamment développé vers 6 ou 7 ans (la marche commençant aux alentours de la 1re année).

Au cours du vieillissement, l'équilibre devient précaire : les pas se raccourcissent, le tronc se courbe, l'écart des pieds au sol s'élargit pour obtenir une base plus stable.

Le manque de souplesse des articulations (genoux, hanches, chevilles) rend la marche plus laborieuse. La personne âgée a besoin de toute son attention pour marcher et se fatigue plus.

La diminution des forces musculaires ajoute une difficulté supplémentaire.

Le déplacement est un mouvement important pour le dynamisme de l'individu : en même temps qu'il élargit son champ d'action, il développe ses performances physiques. Au fur et à mesure il fixe des repères spatiaux et corporels.

Difficulté à se mouvoir : différents facteurs et causes

Facteurs liés au vieillissement	Facteurs somatiques	Causes diverses
• Atrophie des muscles, • déminéralisation de la masse de la densité osseuse, • modification du système cardio-vasculaire, – diminution de la capacité cardiaque, – diminution de l'élasticité des artères, – diminution de la vascularisation des organes, – diminution du débit cardiaque, • baisse de la capacité de l'appareil respiratoire.	• Troubles de la sensibilité, • maladies du système nerveux, • maladies ostéo-articulaires, rhumatismes, • maladies cardio-vasculaires, • pathologies du pied, • troubles de l'équilibre • accommodation visuelle diminuée.	• Les accidents vasculaires cérébraux • toute maladie imposant un alitement prolongé, • toute prise en charge abusive excessive, • absence de stimulation, • les chutes, • causes sociales, solitude, • douleur à la mobilisation.
	Facteurs psychologiques	
	• Dépression, • altération des fonctions cognitives, • peur de tomber, • manque de motivation.	

Cas particulier de la maladie de Parkinson

Cette maladie est particulièrement fréquente chez la personne âgée. C'est la deuxième cause du handicap moteur dans cette population, après les accidents vasculaires cérébraux. Dans ce dernier cas, les soins d'accompagnement visent à aider la personne à récupérer la motricité qu'elle a subitement perdue. Pour la maladie de Parkinson, il s'agit d'aider la personne à maintenir le plus longtemps possible ses capacités existantes.

- *Évolution de la maladie et manifestations*

Le début est insidieux. On retrouve plus ou moins les caractéristiques suivantes, bien qu'elles ne soient pas toujours évocatrices de la maladie :

- la personne se dit fatiguée;
- elle peut éprouver des douleurs surtout aux épaules;
- elle fait des chutes à répétition;
- elle sent une gêne ou une raideur lors de l'exécution des mouvements;
- elle devient de plus en plus lente dans tous les domaines;
- elle est victime de maladresses répétitives.

L'évolution se fait plus ou moins rapidement suivant les malades.

L'atteinte de la marche

La personne marche à petits pas. Le démarrage est difficile. Il semble qu'elle cherche à prendre son élan, mais elle reste sur place, elle piétine. Puis, brusquement, elle part. Sa marche s'accélère, elle est comme emportée. Les risques de chute sont multipliés.

Les mouvements

La dyskinésie: la personne a des mouvements involontaires, rapides ou lents. Par exemple avant de commencer à marcher ou, pour prendre un verre, le bras fait des mouvements en zigzag.

L'akinésie: la personne perd l'automatisme des gestes. Elle doit les penser avant de les exécuter. Ils deviennent plus rares. Les bras ne se balancent plus à la marche.

Les tremblements: au repos, il existe des tremblements qui touchent surtout les membres supérieurs. Ils diminuent lors des gestes volontaires et disparaissent pendant le sommeil.

La rigidité s'accentue au cours de l'évolution. Il existe une raideur lorsque l'on veut pratiquer une mobilisation passive, par exemple plier un bras ou une jambe. La personne écrit de plus en plus difficilement. La taille des lettres se réduit. Elles deviennent minuscules, illisibles. Le tronc est courbé, la tête fléchie (elle ne peut plus la relever). Elle doit lever les yeux pour regarder en face d'elle.

La voix

Les paroles sont moins bien articulées, les phrases se construisent lentement. Il y a comme un tremblement dans la voix et une baisse du ton. Elle devient inaudible.

Autres manifestations possibles

La perte de la mémoire, la dépression, le sommeil difficile sont autant de signes représentatifs de la maladie. La personne atteinte évolue vers une incapacité totale à l'exécution des actes de la vie courante, à savoir l'alimentation, l'hygiène, la mobilité et la continence.

Ces malades demandent une attention particulière car il est possible de retarder l'évolution grâce à des soins d'accompagnement appropriés.

Réactions de la personne âgée devant la difficulté à se mouvoir

L'ensemble des facteurs entraînant des difficultés à se mouvoir ou une invalidité chez la personne âgée demande de la part de l'aide-soignant une attitude à peu près similaire, quelle que soit la cause de cette invalidité. Dans les maladies évolutives, l'observation est très importante.

La personne se plaint :

- d'être gênée pour marcher;
- de ne plus avoir de force;
- d'être fatiguée;
- de sentir ses jambes se dérober sous elle;
- d'avoir les articulations raides.

Elle n'a plus envie de marcher, elle exprime :

- un désir de rester alitée;
- un refus de marcher, de faire sa toilette, de s'habiller, de manger seule;
- une sensation d'essoufflement au moindre effort;
- une peur de tomber.

Elle dit qu'elle :

- a des vertiges, ne supporte pas l'air;
- ne sait plus s'orienter dans l'espace;
- se trouve trop vieille pour exercer des activités;
- se trouve laide, inutile, incapable.

Elle évoque les performances d'autrefois.

RÔLE DE L'AIDE-SOIGNANT

Dans l'observation

Il remarque :

- une incapacité :
  - à coordonner les mouvements,
  - à se lever seul du lit ou du fauteuil;
- un déséquilibre en position assise ou debout;
- une difficulté à avancer, à lever les pieds, à les mettre l'un devant l'autre;
- des plaintes à la mobilisation;
- un manque de confiance en elle;
- une méconnaissance de ses membres, de son schéma corporel;
- un refus de se regarder dans la glace;
- une recherche d'isolement, de solitude;
- une évolution dans la maladie dégénérative.

Pour les maladies évolutives comme la maladie de Parkinson, l'aide-soignant observe :

- que la personne se salit de plus en plus en mangeant;
- qu'elle n'arrive plus à manger seule;
- qu'elle devient de plus en plus lente;
- que les difficultés pour se mouvoir augmentent;
- qu'elle est de moins en moins compréhensible lorsqu'elle parle;
- qu'elle devient incontinente.

Dans la mobilisation

Après avoir observé avec l'équipe soignante où se situe la difficulté, il participera à la démarche de soins dont le **diagnostic infirmier** pourra être :

« intolérance à l'activité »
« mobilité physique diminuée ».

Un programme de mobilisation sera mis en place en faisant participer la personne âgée et en tenant compte de ses besoins, de ses goûts et possibilités :

- lever la personne, ne pas la laisser des journées entières dans son lit;
- l'aider à marcher, la rassurer, l'encourager en instituant un parcours avec la possibilité d'avoir des appuis, en rythmant ses pas et en lui apprenant à lever les pieds;
- lui enseigner à se servir d'accessoires (canne, déambulateur) ou de fauteuil roulant; l'aider à s'asseoir lentement, à se lever du fauteuil en s'appuyant sur les bras, en plaçant les jambes en position perpendiculaire, les pieds bien à plat;
- lui apprendre à mobiliser ses articulations : étendre les jambes, les bras; nommer le membre. Pendant la toilette, l'aide-soignant devrait penser à faire cet exercice. En même temps qu'il réalise le maintien de l'autonomie, il aide à reconnaître le schéma corporel;
- veiller à la sécurité en laissant libres les espaces de déambulation;
- l'entraîner à prendre des objets dans ses mains;
- mettre à sa disposition une vaisselle à bords élevés pour éviter que les aliments ne se répandent.

✏ Le corps, même fatigué, limité, contraint, raidi, souffrant, infirme, grabataire, est toujours un moyen de garder les relations avec l'extérieur et autrui. Les soins doivent permettre à la personne âgée de **réinvestir son corps, de « l'habiter »**.

- *Cas particulier de la maladie de Parkinson*

Face à une personne âgée atteinte de la maladie de Parkinson, l'aide-soignant doit :

- être attentif à ce que veut exprimer la personne;
- l'aider à trouver ses mots, à former sa phrase;
- se mettre bien en face d'elle quand elle parle afin qu'elle voit qui est présent à ses côtés;
- la rassurer en la tenant fermement pendant la marche;
- l'apaiser, l'encourager dans la mobilisation, lui faire remarquer ses progrès lorsqu'ils existent : dans cette maladie, la personne a conscience de son état et aura besoin d'un soutien et d'un encouragement chaleureux lors des efforts qu'elle devra fournir pour maintenir son autonomie.

Une collaboration devrait s'établir entre l'aide-soignant et d'autres intervenants. Par exemple : l'orthophoniste peut donner des conseils pour stimuler et favoriser la parole, le kinésithérapeute et le psychomotricien pour l'accompagnement des mouvements et des gestes. Ces professionnels ont une compétence particulière et leurs conseils seront très utiles pour agir d'une façon appropriée.

Dans la surveillance du pied de la personne âgée

Le pied a un rôle important dans la locomotion. Il est un outil d'équilibre, amortisseur de chocs, moyen de déplacement, fondement des attitudes corporelles.

Les pathologies qui l'affectent parfois rendent la marche douloureuse ou difficile.

L'aide-soignant doit repérer :

- les troubles unguéaux : ongles incarnés, déformés, infectés;
- les callosités : cors, œil de perdrix;
- les anomalies métatarsiennes, hallus valgus, ulcérations;

et transmettre ses observations à l'infirmier, au médecin.

Il doit assurer une **hygiène du pied** :

- pédiluves réguliers suivis d'un séchage rigoureux entre les espaces interdigitaux;
- ne pas prolonger les bains de pied à l'excès (sinon la peau est fragilisée);
- ne pas trop laisser marcher pied nus;
- veiller au bon chaussage, les chaussures doivent être adaptées à la taille, en cuir souple et ne doivent surtout pas blesser :
  - s'il s'agit de pantoufles, s'assurer qu'elles soient propres, non éculées, échancrées si besoin pour ne pas blesser, avec élastique et semelle de compensation si nécessaire, qu'elles soient adaptées à la taille, et que les semelles ne soient pas glissantes;
  - les baskets avec semelles plantaires peuvent être une bonne solution mais elles sont souvent jugées inesthétiques et trop modernes.

L'ÉVALUATION DE L'AUTONOMIE

La circulaire du 4 février 1986 relative aux personnes âgées insiste sur la nécessité d'établir « un projet de soins » et « un projet de vie » dans les services d'hébergements. Elle préconise l'utilisation d'échelles pour évaluer leur autonomie.

Qu'est-ce que l'autonomie?

La notion d'autonomie est vaste; deux définitions ont été élaborées en 1984 dans l'ouvrage *Dictionnaire des personnes âgées* (Paris, Nathan) par une commission ministérielle.

La première définition est la suivante :

« Capacité et droit d'une personne à choisir elle-même les règles de conduite, l'orientation de ses actes et les risques qu'elle est prête à courir. »

Ainsi nous trouvons la notion de choix, de responsabilité que l'individu doit pouvoir exercer.

La deuxième :

« Possibilité d'effectuer sans aide les principales activités de la vie courante qu'elles soient physiques, mentales, sociales ou économiques et de s'adapter à son environnement. »

Cette définition complète la première, elle sous-entend une organisation permettant à la personne de réaliser des actes nécessaires au maintien de la vie, en fonction de son aptitude à s'adapter sur le plan physique, psychique, mental ou social.

Si l'équilibre vient à se rompre dans l'un de ces domaines à cause de l'environnement ou par un défaut d'adaptabilité, c'est le début de la perte d'autonomie.

Lorsque la personne **perd son autonomie**, il est courant de dire que la personne devient **dépendante**.

La dépendance contraint la personne au besoin d'être aidée.

Mesurer l'autonomie

Le soignant peut être amené à mesurer l'autonomie de la personne âgée à l'aide d'**échelles d'évaluation**.

Deux éléments sont utilisés : les indicateurs et le niveau de dépendance.

- *Les indicateurs*

  Ils tiennent compte d'un certain nombre de fonctions de la vie :
  - *les activités physiques* qui comprennent les activités élémentaires de la vie quotidienne : habillage, toilette, alimentation, continence;
  - *les fonctions motrices* qui comprennent les déplacements : lever, marche, circulation;
  - *l'autonomie psychique* qui recouvre la conscience, le comportement, la mémoire;
  - *les occupations* qui regroupent les activités de la vie domestique, sociale et les loisirs;
  - *les fonctions de communication :* la vue, le langage, l'ouïe;
  - *les besoins de soins* : nursing, rééducation, prévention, traitement.

- *Le niveau de dépendance*

  Il est déterminé par un chiffre qui peut varier en fonction du choix de l'échelle.

  La mesure de l'autonomie est enregistrée sur un document et représentée par des graphiques.

- *Les représentations graphiques de l'autonomie*

  Elles notent l'aboutissement à un score. Un chiffre correspond au degré d'autonomie.

  Il existe des courbes; des figures représentatives : carré, polygone, toile, bonhomme (voir grille et outils de mesure de l'autonomie, en annexe, p. 165).

- *L'intérêt de ces outils*

  Ils permettent une meilleure connaissance de la personne âgée, tout en donnant un aperçu de son évolution :
  - les informations recueillies sont rassemblées en un seul document;
  - l'évaluation :
    - facilite la connaissance globale de la personne,
    - donne une représentation concrète pratique visuelle, démonstrative de l'état d'autonomie de la personne âgée; en un coup d'œil nous trouvons les éléments essentiels pour entreprendre les actions, en connaissant les ressources internes, les besoins d'aide;

- les évaluations successives permettent de suivre l'évolution de l'autonomie dans son sens favorable ou défavorable.

La comparaison met en évidence de façon rapide et aisée toute modification.

Le constat appelle à en chercher les causes, à intervenir par des actions adaptées, à discerner si l'augmentation de la dépendance est en rapport avec des soins nocifs ou inefficaces.

La grille représente une **« mémoire » de l'évolution de la personne**.

Rôle de l'aide-soignant

Lorsqu'il existe des moyens de mesure de l'autonomie dans un service, l'aide-soignant participe toujours aux évaluations. Celles-ci peuvent l'interpeller par rapport aux soins qu'il apporte. L'aide-soignant devra :

- éviter le maternage;
- respecter l'autonomie existante : laisser faire à la personne âgée les gestes qu'elle peut faire;
- repérer ses difficultés et l'aider à récupérer des gestes afin qu'elle progresse.

L'aide à la personne âgée dans son autonomie repose sur toute l'équipe mais l'aide-soignant est particulièrement concerné. L'évaluation ainsi pratiquée crée une dynamique et soude les différents intervenants dont les tâches sont complémentaires.

Conclusion

Les transformations dues au vieillissement engendrent de réelles difficultés à se mouvoir mais n'entraînent pas une dépendance majeure.

Par contre si d'autres facteurs dus aux pathologies multiples s'ajoutent, les déficits s'aggravent et l'autonomie est menacée.

CHAPITRE 6

Les dangers rencontrés au cours de la vieillesse

Besoin d'éviter les dangers

Les modifications subies au cours de la vieillesse engendrent l'insécurité chez la personne âgée. Les situations normales dans sa vie d'adulte deviennent dangereuses parce qu'il existe chez elle des pertes dans les domaines physiques et psychiques. Elle ne peut faire face à des situations parfois ordinaires et se sent vite en danger.

Par ailleurs, son état de faiblesse peut être pour certains individus une incitation à exercer une agressivité physique ou psychique à son encontre. Le fait de laisser la personne âgée sans secours et sans soins peut être considéré comme une **agression passive** — c'est le cas le plus courant; en revanche, bousculer une personne âgée, dans les transports en commun par exemple, est une **agression active**.

La négligence, le désintérêt très répandus vis-à-vis d'elle sont nocifs autant que des actions blessantes; chaque fois que la personne âgée exprime sa peur ou qu'elle réclame de l'aide, elle se sent menacée et a besoin d'être sécurisée.

LES DANGERS RENCONTRÉS AU COURS DE LA VIEILLESSE

L'hospitalisation ou le changement de domicile

Lorsque la personne âgée est hospitalisée ou lorsqu'elle quitte les lieux familiers, elle n'a plus ses repères habituels; elle les recherche, s'agite, devient hostile — ses actions désordonnées, incontrôlées peuvent mettre sa sécurité en danger. Elle devra être rassurée — accompagnée dans les actes de la vie quotidienne. Il faudra lui apprendre à se situer et à trouver de nouveaux repères.

L'environnement

L'environnement peut être rassurant ou au contraire il peut être semé d'embûches : encombrés de matériel, les lieux de passage seront de véritables pièges. Le manque d'éclairage contribuera à rendre les déplacements aventureux — il en sera de même si on laisse la personne circuler sur un sol glissant.

⚠ Les mobiliers instables sur lesquels la personne cherche un appui offrent une aide faussement rassurante. Ils doivent être supprimés ou améliorés.

Les accidents ou risques potentiels liés au vieillissement et leurs causes

- *Les chutes*

La personne âgée y est prédisposée lorsqu'elle a des problèmes d'équilibre, de faiblesse musculaire. La baisse de l'acuité visuelle entraîne une difficulté supplémentaire dans les déplacements.

La personne âgée, agitée la nuit, risque de tomber de son lit, des barrières de protection peuvent s'avérer nécessaires, mais quelquefois leur effet est néfaste; se croyant enfermée dans une cage, la personne âgée cherche à sortir et se met à les enjamber; la chute peut être plus grave, dans ces conditions il faut éviter de les mettre.

- *L'excès de médicaments*

La personne âgée fait quelquefois des erreurs dans la prise de ses médicaments. Parfois elle augmente les doses croyant obtenir ainsi une efficacité meilleure ou plus rapide; de tels comportements sont néfastes à sa sécurité.

- *L'alcoolisme*

En vieillissant certaines personnes se mettent à consommer de l'alcool en excès, bien qu'elles n'aient pas eu cette tendance durant toute leur vie.

Les causes de ce comportement ne sont pas définies, mais les effets ajoutent des risques d'insécurité supplémentaires face aux blessures corporelles et aux accidents divers.

- *Certaines causes particulières peuvent accroître les risques*

La perte de sensibilité. En perdant la sensation, la personne ne réagit plus aux agressions physiques, elle risque de se blesser, de se brûler.

La confusion mentale. L'erreur de jugement, la perte de la mémoire suppriment chez la personne la capacité de raisonner face à un danger.

La dépression et les tendances suicidaires comportent les mêmes risques.

Dangers subis par le comportement d'autrui

La violence peut s'exercer par des actes physiques, des pressions psychologiques, des abus matériels : la violation des droits. Quelques exemples nous feront reconnaître combien il est facile et courant d'exercer la violence vis-à-vis des personnes âgées, ce que le soignant devra à tout prix éviter.

- *Sur le plan physique*
    - Oublier la personne, la laisser seule alors qu'elle a besoin d'être accompagnée pour se mouvoir; ne pas répondre à ses appels;

- l'attacher parce que l'on juge qu'on n'a pas le temps de s'occuper d'elle;
- la priver de nourriture en enlevant son assiette avant qu'elle n'ait fini son repas, sans savoir pourquoi elle n'a pas mangé, et sans s'inquiéter des difficultés qui l'ont contrainte à cela;
- négliger de lui donner à boire lorsqu'il fait chaud;
- employer la force pour l'obliger à manger;
- la bousculer parce qu'elle est lente, en ayant des gestes brusques et rapides.

● *Sur le plan relationnel*

- L'intimider, l'humilier, l'insulter, la ridiculiser, la blâmer;
- la menacer pour obtenir d'elle qu'elle obéisse ou qu'elle cède, qu'elle exécute ce qui lui est demandé;
- l'accuser d'être gênante parce qu'elle réclame des soins;
- décider pour elle des vêtements qu'elle doit porter;
- ne pas respecter sa pudeur, en la laissant toute nue, sur un lit, la porte ouverte;
- l'infantiliser en lui faisant perdre sa dignité d'adulte et son identité, par exemple :
  - la tutoyer sans qu'elle l'ait demandé,
  - utiliser un langage d'enfant (va faire dodo!),
  - utiliser les diminutifs,
  - être possessif (mes vieux);
- lui faire mener une activité excessive sans tenir compte des signes de fatigue (pâleur, difficulté respiratoire, douleur thoracique);
- lui donner de fausses informations, la tromper, alors qu'elle réclame la vérité;
- lui voler son argent ou des objets;
- lui faire payer des frais excessifs pour des services rendus;
- supprimer des objets familiers (souvenirs), parce qu'ils dérangent le soignant.

RÔLE DE L'AIDE-SOIGNANT

Sur le plan physique

- **Apprendre à la personne âgée** à utiliser les rampes installées le long des murs;
- lui apprendre à s'aider des barres de soutien installées dans les toilettes et au niveau des baignoires;
- procurer un éclairage suffisant et non éblouissant;
- veiller à ce que le mobilier soit stable, mettre à sa disposition des chaises avec des accoudoirs;
- veiller à la hauteur des lits pour qu'ils soient accessibles et stables;
- éviter les sols glissants et les tapis;
- vérifier les sources de chaleur et les protéger si besoin;

- mettre les objets personnels à la portée de la main afin d'éviter à la personne âgée de faire des manœuvres dangereuses pour les atteindre; les respecter et respecter la disposition qu'elle a choisie;
- procurer des vêtements adaptés qui ne gênent pas le mouvement;
- surveiller l'état des chaussures, qu'elles tiennent bien aux pieds, que les semelles ne soient pas lisses.

Sur le plan psychologique

- Appliquer et respecter les droits de la personne dans sa dignité et ses biens.
- Rejeter tout acte de violence décrit précédemment.
- Créer une ambiance paisible autour d'elle afin qu'elle se sente en sécurité.

✏ L'aide-soignant doit aider la personne âgée à vivre en toute sécurité. Sa présence journalière auprès d'elle lui permet de connaître ses difficultés, les risques qu'elle court. Ses actions viseront à la protéger contre les dangers.

CHAPITRE 7

L'escarre

L'escarre est une atteinte tissulaire qui évolue par étapes. Les soins de prévention appliqués précocement et correctement peuvent en supprimer l'apparition ou en limiter la progression.
Les victimes sont surtout les personnes âgées puisque 67 % des porteurs d'escarres ont plus de 75 ans; au-dessous de 30 ans ils passent à 3 %.
Les conséquences sur la santé sont graves. Elles menacent les chances de récupération motrice et peuvent conduire la personne âgée au placement en hébergement.
L'altération de l'état général que l'escarre aggrave conduit parfois à la mort après bien des souffrances.
L'infirmier responsable des soins aux escarres confie presque toujours les actions de prévention aux aides-soignants.

TISSUS CONCERNÉS PAR L'ESCARRE ET LES EFFETS DU VIEILLISSEMENT

Tissus concernés	Effets du vieillissement
La peau	
Elle comprend : 1. *L'épiderme* qui est formé d'une couche cornée imperméable. Les cellules qui la composent résistent au manque d'oxygène et se renouvellent en 7 jours. 2. *Les annexes épithéliales* qui ont un rôle important dans la régulation thermique.	• Les cellules vieillissent et meurent. Elles subissent des modifications : – le nombre de cellules actives baisse, – le renouvellement de l'épiderme se ralentit.
3. *Le derme* dont la couche superficielle assure la vascularisation et l'innervation de la peau. Sa couche profonde donne à la peau ses qualités d'enveloppe résistante et élastique.	• Le derme devient sec, les capillaires s'amenuisent.

➤

suite ➤

Tissus concernés	Effets du vieillissement
4. *L'hypoderme* qui est riche en graisse facilite le glissement, permet l'adaptabilité de la peau au mouvement. 5. *L'innervation* de la peau la rend sensible au froid, à la pression, à la chaleur à la douleur — son rôle est surtout tactile.	• La perte des tissus sous-cutanés favorise la proéminence osseuse, il existe une diminution de la tonicité de la peau. • La sensibilité diminue.
Le muscle	
Contractile et élastique, il résiste à la tension, mais tolère mal la pression. Dans ce muscle au repos, un capillaire sur 10 ou 20 est fonctionnel. Tous le sont quand le muscle est en activité. Le muscle souffre rapidement d'une mauvaise irrigation lorsque le point d'appui est un obstacle à la circulation du sang.	L'ensemble du tissu musculaire s'atrophie et devient moins élastique, vulnérable aux agressions extérieures. Les vaisseaux deviennent plus fragiles car leur élasticité se réduit.
L'aponévrose	
C'est la membrane qui enveloppe le muscle. Elle est solide, peu vascularisée.	
Le périoste	
C'est le manchon fibreux qui entoure l'os. Il est en grande partie vascularisé par les artérioles des muscles. Lorsqu'il souffre, une lésion osseuse se constitue rapidement.	Les déficiences circulatoires enregistrées au niveau musculaire se répercutent sur le périoste.

Facteurs favorisant la constitution de l'escarre

L'état général	La motricité ou sensibilité
Les maladies infectieuses avec l'hyperthermie. La dénutrition, la maigreur. La déshydratation. L'obésité. Les œdèmes. L'incontinence. La transpiration.	L'alitement. L'immobilité. La perte de la sensibilité. La contention (plâtre). Les maladies neurologiques. Les comas.

L'escarre

La définition la plus courante est la suivante : « nécrose ischémique dont le mécanisme de constitution dominant est la pression ». Elle est déterminée dans le **diagnostic infirmier** comme :

« une altération de l'intégrité de la peau ».

L'escarre est d'ailleurs généralement abordée dans le besoin d'être propre et de *protéger ses téguments* (voir chapitre 10). Toutefois, étant donné son importance, il nous a semblé préférable de lui consacrer un chapitre entier.

Constitution de l'escarre

Constitution de l'escarre	
Lors d'un arrêt ou d'une diminution circulatoire	*Lors de la compression des tissus*
La pression extérieure aux vaisseaux domine la pression intérieure. Les vaisseaux se trouvent comprimés : le sang ne circule plus; par ex : lors des états de choc, interventions chirurgicales.	Une pression externe produit l'escarre : sa force et sa durée jouent un rôle dans l'importance de l'escarre. Le revêtement cutané résiste mieux que le tissu musculaire qui est plus vulnérable. L'extension de la lésion se fait en profondeur.

- *D'autres facteurs interviennent*
  - L'os qui constitue un plan dur contribue à l'étirement au cisaillement des vaisseaux profonds.
  - Les frottements ou les frictions provoquent une usure de la peau pouvant aller jusqu'à dénuder l'épiderme.
  - La macération produite par la transpiration, l'urine, les selles réalisent une humidité locale qui ramollit les tissus et les rend plus vulnérables aux agressions mécaniques et à l'action des bactéries.

⚠ Le siège de l'escarre se situe majoritairement dans les zones d'appui et sur les reliefs osseux (voir dessins suivants).

Position dorsale

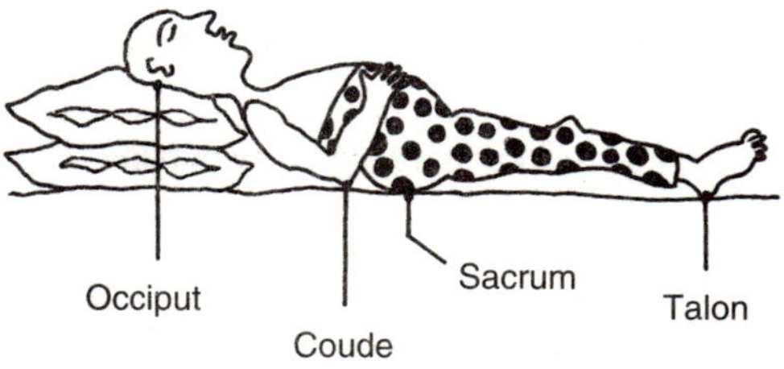

Position latérale ou de côté

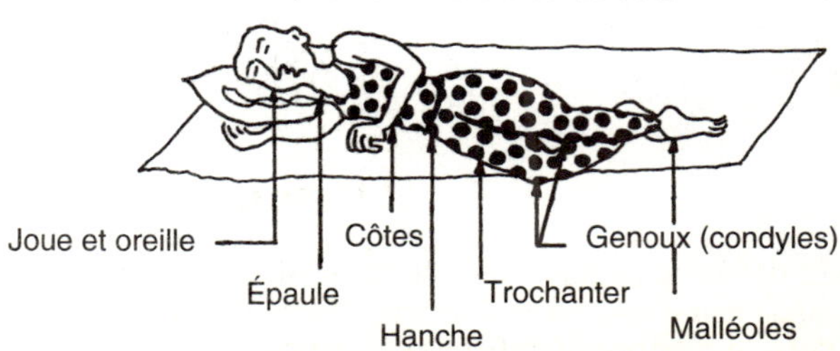

Points d'appui propices aux escarres.

➤

Position abdominale

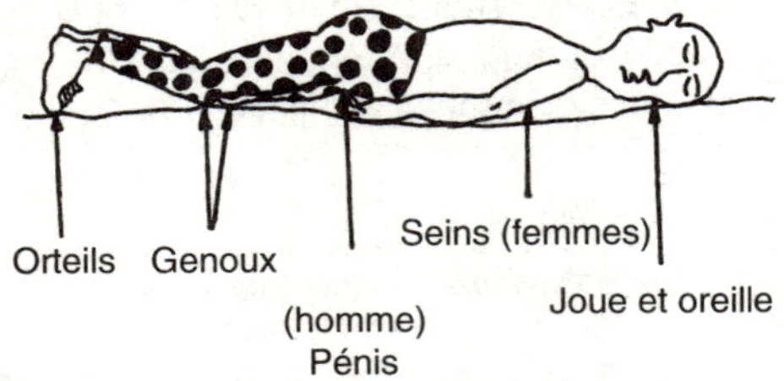

Au fauteuil ou en chaise roulante

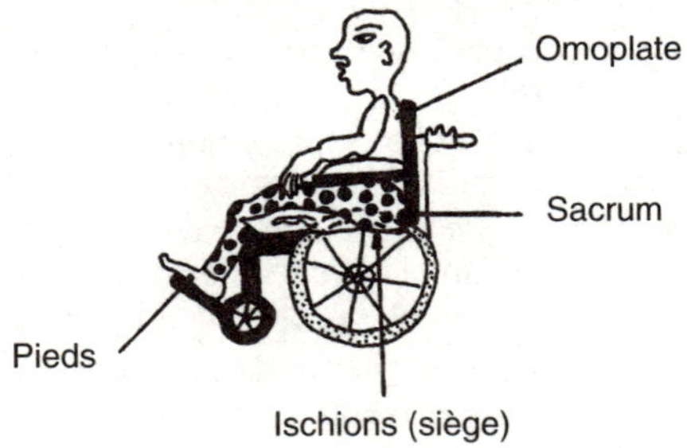

Position semi-assise

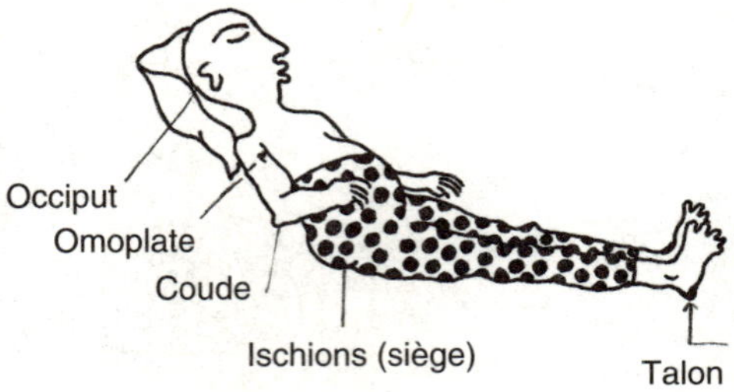

➤ suite

Points d'appui propices aux escarres.

Les stades de l'escarre

La constitution de l'escarre passe par une évolution d'une gravité croissante :

Stade 1 : une rougeur apparaît : elle est réversible.

Stade 2 : il existe une lésion qui se limite à une désépidermisation.

Stade 3 : la nécrose s'étend en profondeur : il existe une plaque noire.

Stade 4 : la cicatrisation est en cours jusqu'à la réépidermisation.

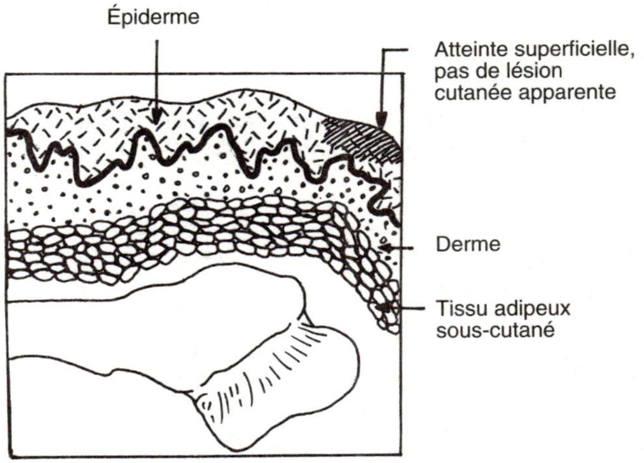

Stades 1 et 2.

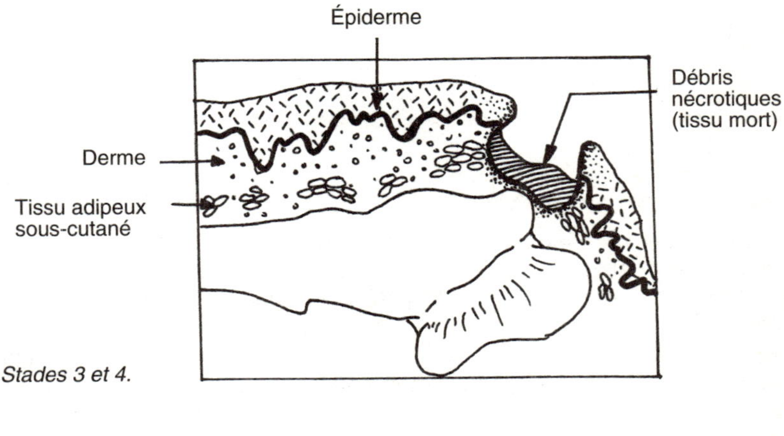

Stades 3 et 4.

RÔLE DE L'AIDE-SOIGNANT

Actions de prévention

Le rôle de l'aide-soignant réside dans les **actions de prévention**. Il devra **repérer** les personnes à risques en étant vigilant quand la personne âgée présentera des facteurs de risques (évoqués ci-dessus) ajoutés à son âge.

La grille d'évaluation est une aide précieuse dans le repérage des personnes plus vulnérables. Elle incite à agir avant l'apparition des problèmes.

Diagnostic infirmier : risque de l'intégrité de la peau (objectif : prise en charge des malades à risque dans les services)										
Date d'entrée	Motif hospitalisation				Évaluation du facteur de risque		Description de l'état cutané à l'entrée			
À l'entrée	Dates									À la sortie
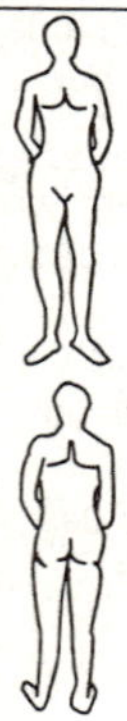	ACTIONS PRÉVENTIVES A. Massage B. Protection cutanée C. Matelas D. Changement de position E. Alimentation : - feuille surveillance - hyperprotéinée									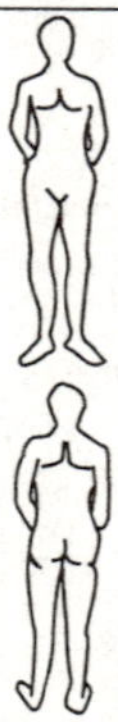
	Stade de l'escarre									
	Actions curatives									
	Date de sortie : Effet cutané :		Code couleur pour localisation en fonction des stades Rouge : stade I - érythème Vert : stade II - phlyctène ou désépidermisation Noir : stade III - nécrose noire Bleu : stade IV - ulcération, plaie ouverte							

Grille d'évaluation de facteurs de risques

- *Quand commencer les actions ?*

⚠ Il vaut mieux **prévenir que guérir**. Dès qu'une personne présente des risques importants, il faut commencer la prévention, être attentif à ses plaintes et, si elle dit qu'elle souffre aux points d'appui, en tenir compte et agir préventivement.

Dès que le facteur de risque important est mis en évidence, l'aide-soignant devra assurer la **continuité des actions mises en place** qui seront exécutées à des heures précises, sans interruption.

La négligence d'un seul membre de l'équipe compromettrait l'efficacité des soins réalisés par les collègues.

Les transmissions devront donner des informations exactes sur l'évolution de l'état cutané.

Actions mises en place	
Les actions	Les massages doivent être effectués avec la paume de la main doucement en mouvements circulaires. Le savon peut servir d'intermédiaire pour aider au glissement, bien rincer ensuite et éponger doucement. Les horaires seront déterminés en équipe. Il est recommandé de mettre un protecteur cutané qui supprime le frottement de la peau et évite le cisaillement. Il permet de voir l'évolution de l'état cutané grâce à sa transparence.
Changer les points de pression et les surveiller	Les changements de position ont pour but de : • soulager la pression exercée sur les zones les plus vulnérables; • surveiller l'apparition d'une rougeur au niveau des points d'appui; • si la rougeur ne disparaît pas dans l'heure qui suit le changement de position, il faudra l'effectuer plus souvent; • la douleur n'est pas forcément ressentie par la personne, elle ne doit pas être attendue pour agir.
L'hygiène, le confort	• Ne pas laisser la personne dans l'humidité : en cas d'incontinence, laver et bien sécher la peau; • ne pas prolonger la position assise; • lui apprendre à se soulever; • ne pas mettre de tabouret sous les pieds (la pression au niveau des ischions serait augmentée); les marche-pieds trop hauts des fauteuils roulants présentent aussi cet inconvénient; • supprimer les plis des draps; • veiller à l'absence de corps étrangers dans le lit (miettes de pain, objets divers); • afin de réduire les forces de cisaillement : – maintenir la tête de lit le plus bas possible, – lorsque l'on remonte la personne dans son lit, ne pas la tirer ou la glisser mais la soulever car elle ne doit pas frotter sur les draps, – enlever le bassin urinaire avec douceur pour éviter une irritation ou une excoriation (la peau adhère parfois au bassin).
Alimentation Hydratation	• L'apport de protides est primordial dans l'aide à la guérison (poissons, viandes, laitages); • l'aide-soignant devra respecter les consignes données sur ce point : – prévenir si il constate un refus alimentaire, – inciter la personne âgée à boire.

➤

suite ➤

Actions mises en place	
Mise en place d'un matériel	Les matelas ou sur-matelas spéciaux : • ils seront installés dès qu'une personne présente un risque; • les consignes d'utilisation seront respectées suivant la fiche technique du fabricant; • l'alèse spécifique ne doit pas être remplacée par une autre, cette erreur souvent commise met en échec l'efficacité du matelas; • la mise en place du matelas n'évite pas les autres gestes de prévention.

Ce qu'il ne faut pas faire

⚠ Certaines pratiques utilisées autrefois sont à proscrire :

- on ne masse plus une escarre lorsque la rougeur est irréversible;
- ne pas utiliser :
  - les méthodes du chaud et du froid (glaçon, air chaud);
  - les colorants, les crèmes, les pommades qui entraînent un risque de macération;
  - l'alcool et les produits à base d'alcool qui dessèchent la peau.

En résumé, la qualité des soins préventifs appliqués à l'escarre est liée à la prise en compte et à la maîtrise des malades à risques. Elle s'applique par :

- le respect du confort, de l'hygiène;
- le suivi des changements de position;
- la mise en place d'un matériel adapté;
- une alimentation et une hydratation suffisantes;
- l'éducation de la personne et de sa famille.

Enfin pour être efficaces, les soins préventifs seront effectués par toute l'équipe sans rupture de continuité.

CHAPITRE 8

La personne âgée et ses racines

La famille
Le besoin d'agir selon ses croyances et de pratiquer sa religion

La personne âgée, comme toute personne, a ses repères et ses valeurs. Avec la vieillesse, elle se tourne naturellement vers son passé, sa famille, l'influence de ses racines. Elle reconstitue son histoire, le passé devient pour elle un sujet de réflexion dont elle reconstruit le sens et qu'elle nous livre.
En respectant ses souvenirs, du point de vue matériel (objets...) mais surtout en l'écoutant, l'aide-soignant l'aide à réarticuler sa vie passée avec le temps présent. De même, en favorisant la présence de la famille et en permettant à la personne âgée de parler de ses convictions ou de pratiquer sa religion, il entretient en elle le désir et la volonté de suivre sa trajectoire jusqu'à la fin.

La personne âgée et sa famille

La famille reste pour la personne âgée un point d'ancrage et d'enracinement primordial dans la vie.

Elle est un groupe social irréductible en comparaison des autres types de groupement spontanés ou constitués au cours de l'existence.

Les liens qui relient les membres de la famille entre eux sont noués à jamais quelle que soit leur qualité. La personne âgée trouve dans la famille des témoins qui l'aideront à recomposer le fil de sa vie et qui la maintiendront jusqu'à la fin dans le rôle qu'elle a exercé en son sein.

La famille reste dans la majeure partie des cas l'objet primordial de son amour. Elle donne à la personne âgée le désir de vivre, de se projeter encore vers l'avenir. Les événements futurs concernant les descendants — mariage, naissance — stimulent son goût de l'existence.

Dans sa descendance, elle trouvera une continuité d'elle-même. L'héritage n'est pas seulement matériel, il s'étend à tous les domaines : physiques, psychiques, culturels et sociaux.

Le parcours de la famille		
Les étapes		*Les membres*
nourrisson enfant adolescent		parents grands-parents fratrie oncles, tantes, cousins
adulte	+	conjoint, belle-famille enfants neveux
3e âge (60-75 ans)	+ –	petits-enfants parents, grands-parents, oncles, tantes
La vieillesse	parfois –	conjoint, frères et sœurs, cousins

Ce tableau schématique évoque l'évolution familiale de la majorité des êtres humains.

LA PLACE DE L'AIDE-SOIGNANT VIS-À-VIS DE LA FAMILLE

Les aides-soignants ont souvent des contacts privilégiés avec les familles. En équipe, ils réalisent une présence permanente. Les soins de base qu'ils assument ont une similitude avec le rôle que pourrait remplir une famille auprès de son parent âgé.

Il est important qu'ils ne se substituent pas à elle mais qu'ils lui laissent la place qu'elle entend garder.

Bien que cette réflexion soit évidente, elle n'est pas toujours prise en considération dans la réalité.

La famille sujet de communication

La famille est un des sujets privilégiés de conversation de la personne âgée. En elle, elle revit des étapes de son existence : les événements heureux ou malheureux.

L'aide-soignant saura utiliser cet élément d'échanges, en se rappelant qu'il y a des domaines peut-être secrets que la personne ne désire pas partager; il saura alors être discret…

Difficultés de relation avec les familles

Le comportement de certaines familles ne répond pas toujours aux attentes et aux besoins de leurs parents.

Elles peuvent les abandonner ou être agressives, et avoir des attitudes nuisibles pour leur bien-être. Le cas se présente le plus fréquemment lorsqu'elles doivent participer aux frais d'hébergement.

Le soignant gardera une attitude d'accueil, d'écoute, restera discret et jugera le moins possible.

La personne âgée qui connaît ces problèmes a besoin d'être entourée, réconfortée. Il devra dédramatiser et éviter qu'elle souffre des conséquences de cette situation.

Rôle de l'aide-soignant vis-à-vis de la famille

- *Faciliter* les visites de la famille;
- *savoir se retirer* lorsqu'elle est présente; préserver l'intimité;
- *lui permettre de participer* à certaines aides, s'il n'y a pas de risques, les lui apprendre si elle le désire;
- *susciter sa présence* au moment des fêtes ou dans les moments douloureux; lui laisser prendre sa place;
- *l'accueillir* et l'accompagner près de son parent;
- *l'aider à communiquer* avec lui surtout :
  - si elle est en difficulté,
  - si elle ne sait pas comment s'y prendre,
  - si elle est impressionnée,
  - si elle a peur devant l'état de santé de son parent;
- *dialoguer* avec la famille pour mieux connaître et répondre aux besoins de la personne par rapport à ses habitudes de vie, ses goûts, ses désirs — ce qui lui déplaît;
- *ne pas juger;*
- *ne pas culpabiliser* la famille;
- *l'écouter.*

La personne âgée face à son passé, ses valeurs, sa religion

La personne âgée parle souvent de son passé. Elle livre son histoire en révélant l'influence déterminante de son éducation, de sa culture, de sa religion vis-à-vis de ses choix.

Pendant sa vie active, elle a souvent vécu pour les autres : la famille, les enfants, le conjoint, et pour sa profession. Parfois, des engagements dans la vie sociale s'y sont ajoutés.

En retraçant les différentes étapes de son existence, elle essaie d'une part de revivre sa vie, de retrouver les bons moments, et, d'autre part, fait le bilan de ce qui a compté pour elle, de ses convictions, se raccroche à ses valeurs.

Certaines phrases viennent confirmer cette constance :

> « J'ai toujours été travailleur, courageux, honnête »;
> « Je suis resté(e) fidèle toute ma vie »;
> « La politesse, le respect, c'était important »;
> « Mes enfants ont été bien élevés, ils ont une belle situation, je me suis sacrifié(e) pour eux », etc.

Parfois, des inquiétudes s'expriment, reliées à la foi :

> « Qu'est-ce que j'ai fait au bon Dieu? Je ne mérite pas cela! »;
> « J'ai suivi les préceptes de ma religion, je prie : serai-je exaucé(e)? »

Certaines affirmations peuvent surprendre, elles ne doivent pas être prises pour du radotage, mais ont un sens profond, enraciné dans toute une éducation.

L'aide-soignant doit :

- Respecter la personne âgée dans son besoin de se rattacher à son passé, à tout ce qui a fait sa vie. Il lui faudra savoir écouter avec patience et compréhension, en tenant compte de la différence de générations. La qualité affective, chaleureuse des relations sera naturellement une aide dans ce domaine.
- Savoir que la personne âgée, en montrant la personne qu'elle a été, la vie qu'elle a menée, cherche souvent à prouver qu'elle n'est pas seulement « un vieux » mais une personne à part entière, et qu'elle essaie de créer les conditions d'un vrai dialogue.
- Respecter la personne âgée dans l'expression de ses convictions spirituelles et lui faciliter la pratique de rituels religieux. Ce point est développé au chapitre 16, p. 157.

LA PERTE DU DOMICILE : L'ENTRÉE EN INSTITUTION

Quand elle entre en institution, la personne âgée perd avec son domicile **une extension d'elle-même** : son « chez elle ».

✏ L'arrachement à ces lieux témoins de son existence familiale et personnelle est un véritable déracinement.

Les soignants conscients des difficultés, du mal-être résultant de cette situation, ne doivent pas l'aggraver par des attitudes autoritaires et blessantes.

L'accueil

✏ L'accueil est un élément déterminant dans l'adaptation de la personne âgée à son nouveau cadre de vie.

Il devrait être préparé.

La présentation des soignants, des résidents, des lieux aura un effet rassurant et ne devrait jamais manquer à l'accueil. Des moyens simples peuvent témoigner d'une attention personnelle. Ils feront comprendre à la personne qu'elle était attendue, par une équipe soucieuse de son bien-être, de sa sérénité.

La personne âgée et ses objets familiers

Dans les services d'hébergement, les personnes âgées apportent avec elles des objets qui ont une valeur sentimentale importante.

Témoignages d'amour et d'affection, ils ont un sens. Ils rappellent des circonstances et des événements le plus souvent heureux : il peut s'agir de tableaux, photographies, vases, statues, objets divers...

L'aide-soignant doit :

- *les accepter, les respecter;*
- *les laisser à la place* choisie par la personne âgée;
- *en aucun cas il ne doit les supprimer* sous prétexte qu'ils le gênent dans le rangement de la chambre ou qu'ils sont inutiles.

CHAPITRE 9

Communication-sexualité
Besoin de communiquer

La communication est un besoin fondamental. Elle a un rôle important dans l'évolution de l'être humain. Elle permet de tisser des liens entre les personnes. Elle est le moyen de mettre en commun des sentiments, des opinions, des expériences, des informations. Elle est indispensable au dynamisme physique et psychique.
Dans le cadre conceptuel de V. Henderson, la sexualité fait partie de la communication.
Avec l'avancée en âge, la communication rencontre des difficultés, des obstacles nouveaux.
Les problèmes viennent de la personne âgée elle-même mais aussi de l'entourage qui a tendance à se désintéresser de ce qu'elle veut transmettre.
L'aide-soignant, par une écoute attentive et une relation chaleureuse, encouragera la personne âgée à s'exprimer.

THÉORIE DE LA COMMUNICATION

La communication suppose deux intervenants :
A. l'émetteur;
B. le récepteur.

Pour communiquer, nous utilisons des codes :
- le langage verbal;
- le langage non verbal (voir tableau p. 82);
- le langage artistique.

A **envoie le message** **Le message doit être compréhensible, accessible.**	***B*** **reçoit le message** **Il doit être apte : à le capter, à le comprendre**
Pendant qu'il émet son message, *A* exerce une action sur lui-même. L'intonation de sa voix, ses gestes, sa posture suscitent la réaction de *B*.	*B* écoute : il reçoit mais en même temps son attitude, ses mimiques, son regard, son silence influencent *A* dans la transmission de son message. *B* peut interpréter le message à partir de ses valeurs, de son vécu particulier.

Ces phénomènes sont réciproques entre les partenaires de la communication. C'est le « feed-back ».

Lorsqu'il transmet le message, le code ne doit pas rencontrer d'obstacle pour atteindre le destinataire.

L'obstacle peut venir des personnes elles-mêmes, de leur entourage, de leur environnement (le bruit).

La communication non verbale

Les transmetteurs	Les récepteurs	Effets d'ordre affectif	Effets d'ordre cognitif
comprennent : • la voix : l'intonation, • le silence, • le regard, • le sourire, • l'expression faciale, • les pleurs, • la posture, • la distance, • l'odeur, • le toucher, • la sexualité, • l'écriture.	sont : • les organes des sens : – l'œil, – l'oreille, – la peau, les sensations tactiles…	L'information provoque : • l'espoir, le bien-être; • l'estime de soi; • la douceur, la paix; • la joie, le dynamisme; • la confiance, le calme; • la sécurité, le réconfort; mais aussi • la crainte, l'angoisse; • la peine; • la révolte, l'inquiétude; • le retrait, l'ennui; • l'agressivité, la haine.	Le récepteur comprend : • se remémore; • s'oriente; • juge, évalue; • raisonne. Ou au contraire, le récepteur est : • désorienté, confus; • ne comprend pas; • déraisonne.

Dès que nous sommes en présence d'une personne, nous ne pouvons pas ne pas communiquer.

✏ La composante affective domine la communication. Elle stimule ou paralyse les réactions qui s'emmagasinent dans la mémoire, et résistent au temps.

Facteurs intervenant dans la communication

Fonctions cognitives	Fonctions affectives	Facteurs sociologiques	Facteurs culturels/ spirituels	Facteurs physio-logiques
L'intelligence. La mémoire. Le raisonnement. L'opinion. L'information. La pensée. Les idées.	Les sentiments. Les impressions. Les émotions.	L'environnement. L'entourage. Le statut social. La génération.	L'éducation. La culture. La religion. Les préjugés.	Les organes : • sensoriels, • de phonation. Le système : • locomoteur, • nerveux.

La communication au cours de la vieillesse

Au cours du vieillissement, les possibilités et les besoins de communiquer sont modifiés dans les deux rôles d'émetteur et de récepteur.

Il s'agit toujours de pertes.

L'acuité visuelle diminue ou cesse : la personne âgée ne voit plus qui est proche d'elle. Elle ne distingue plus les mimiques.

La surdité est partielle ou totale : elle n'entend pas ce qu'on lui dit, comprend mal ou déforme ce qui est exprimé.

Les difficultés d'expression orale : elle n'arrive plus à formuler, à trouver ses mots, son vocabulaire se réduit, elle perd ses idées, et la mémoire.

Certaines maladies neurologiques l'empêchent d'articuler correctement.

Elle peut être aphasique, ne plus pouvoir parler (ne pas oublier que la personne aphasique entend et comprend).

La perte de la motricité : en perdant la possibilité de se déplacer, elle perd ses relations et l'habitude d'échanger.

L'isolement : l'entourage a tendance à oublier la personne âgée qui de ce fait même s'isole.

Petit à petit, un désintérêt s'installe. Les sujets de conversation diminuent. Vulnérable à l'opinion des autres, elle n'ose plus aller vers eux; elle perd la confiance et l'estime d'elle-même.

Les maladies mentales rendent la communication difficile, l'entourage ne sait plus que dire ni comment répondre aux besoins de communication (voir rôle de l'aide-soignant dans le chapitre 12).

L'AIDE-SOIGNANT ET LA COMMUNICATION AVEC LA PERSONNE ÂGÉE

Chaque personne âgée a des difficultés de communication personnelles dues à son vieillissement ou à son état de santé. L'aide-soignant après les avoir repérées devra s'adapter, prendre en compte les remarques suivantes afin de favoriser les échanges.

L'environnement : il devra être sécurisant, agréable; il faudra éviter qu'il soit bruyant, par exemple éviter de faire fonctionner la télévision ou la radio en continu. Il faudra veiller à ce que la personne s'y trouve bien sinon elle se repliera sur elle-même et ne communiquera pas.

La proximité : l'aide-soignant devra être proche de la personne afin qu'elle entende mieux : se mettre en face d'elle afin qu'elle discerne le visage; se pencher vers elle pour lui exprimer la volonté d'une présence attentive.

La parole, le langage, l'écriture

- Si la personne âgée a des difficultés sensorielles, lui parler lentement, distinctement, donner des informations courtes.
- Utiliser des mots compréhensibles, éviter les phrases toutes faites qui bloquent les échanges ou un jargon trop technique.
- Ne pas répondre de façon intempestive et vive.
- Ne pas crier : les personnes sourdes distinguent les mots en regardant les lèvres, se placer en face d'elles et articuler.
- Garder un son de voix chaleureux, dynamique.

Parler au présent, quand on s'adresse à la personne **ne pas utiliser le «il» ou le «elle» qui sont dépersonnalisants**; ex.: «mamie elle a faim?» au lieu de «Madame Dupont, avez-vous faim?».

Il ne faut pas vouloir faire parler quelqu'un à tout prix, mais il ne faut pas abandonner dans la solitude une personne qui parle peu ou difficilement; il conviendra d'utiliser d'autres moyens de communication.

L'écriture peut être un moyen de communiquer surtout lorsque la personne est aphasique mais elle en prendra rarement l'initiative. L'aide-soignant pourra le lui proposer et faire les démarches afin de lui procurer le matériel; des essais seront nécessaires.

Le toucher

Cet outil de communication privilégié sera parfois le seul utilisable en particulier dans les grands moments de détresse lorsque les uns et les autres ne savent plus que dire. Lorsque la personne âgée présente des déficits très importants, lui tenir la main, la prendre par l'épaule, la caresser, la prendre dans nos bras. Ces gestes apaisent, procurent un sentiment de reconnaissance, d'affection qui stimule et encourage la personne.

Très peu de personnes âgées réagissent mal au toucher, il peut arriver cependant que l'une d'entre elle n'accepte pas d'être touchée; il conviendra de respecter son désir.

Il faut remarquer toutefois que les gestes rapides lui font peur, s'ils la surprennent elle se défend, sa réaction dans cette circonstance ne doit pas être confondue avec le refus total d'être touchée.

Attitudes et comportements du soignant

L'attitude du soignant a une signification sensible : elle procure un sentiment de reconnaissance, d'affection, qui stimule, et encourage la personne face à ses problèmes. Elle traduit à elle seule l'hostilité ou la sympathie :

- *Savoir écouter*: c'est-à-dire ne pas seulement entendre mais être attentif; la personne ainsi encouragée trouvera en elle des ressources inutilisées.
- *Être constant*: éviter les sautes d'humeur qui engendrent la méfiance, produisent la tristesse et le repli sur soi. Si l'on sent monter en soi un sentiment de colère que l'on ne peut maîtriser, demander à un(e) collègue de prendre le relais.
- *Sourire*: le sourire encourage, rassure, donne confiance, réduit l'anxiété.
- *Être disponible*: ne pas être plongé dans ses propres problèmes ou converser avec d'autres soignants en ignorant la personne âgée présente.
- *Le respect*: il est dû à toute personne. La familiarité peut être prise pour un manque de respect : elle provoque la colère ou le repli sur soi. Les réactions qui lui font suite sont des repères sur ce qu'il faut éviter, sur ce qui est mal compris. L'attitude respectueuse aide la personne à s'exprimer, à s'intégrer, à s'adapter. Se sentant estimée et reconnue dans son identité, elle hésitera moins à s'exprimer.

- *L'humour*: il existe assez souvent chez la personne âgée. Il efface l'hostilité, la tristesse et entraîne un climat chaleureux empreint d'affection. Il a un côté curatif en diminuant le sentiment d'infériorité. Il stimule en rendant joyeux. Il est important que le soignant fasse preuve d'humour et le suscite; qu'il adopte des attitudes sereines face aux plaisanteries, boutades, dans un respect réciproque. Il ne faut pas oublier que **le rire a un effet thérapeutique** et qu'il augmente la qualité de la vie.
- *Le silence*: la présence silencieuse n'est pas un échec face à la communication. Au contraire elle témoigne d'un intérêt, d'un partage des difficultés, d'une volonté d'aide; elle brise la solitude.

Le silence peut s'accompagner d'un signe de partage comme par exemple tenir la main.

Les messages indirects

Ce sont des actions qui prouvent l'attention et l'affection.

Par exemple :

- des gestes procurant du confort : redresser les oreillers, réinstaller la personne;
- des actes témoignant la prévenance, la délicatesse; par ex. : arroser ses plantes si elle ne peut le faire, mettre à sa portée des objets dont elle a besoin;
- au cours du repas, lui donner ce qu'elle préfère (si cela est possible).

Les gestes, qui expriment à la personne qu'elle est connue et reconnue, favorisent son expression, suscitent les échanges avec son entourage.

Enfin, offrir des fleurs ou des cadeaux, c'est émettre un message agréable toujours bien reçu et bien compris.

Les moments et les sujets privilégiés de la communication

Les moments privilégiés

Au cours de la journée certains moments favorisent la communication :

- *La toilette*: l'aide-soignant doit en faire un moment de relation privilégiée, personnelle. Elle est l'une des rares occasions pour la personne âgée d'avoir quelqu'un tout proche d'elle, disponible pour elle. Le toucher obligatoire dans cette circonstance devrait lui procurer du bien-être et devrait exprimer la douceur, l'attention.
- *Les repas*: le repas est normalement un moment d'échanges entre les personnes. Mais il faudra les susciter. Beaucoup de personnes âgées restent silencieuses, ne sachant plus quoi dire, ni comment entrer en conversation avec les voisins de table. Il existe parfois des gestes d'entraide ou de partage qui sont l'occasion de communiquer, comme par exemple : servir à boire à son voisin qui a des difficultés à le faire lui-même.

- *Les groupes*: au cours de la journée les personnes âgées sont regroupées, il semble que là encore elles s'enferment dans une solitude: assises les unes à côté des autres elles ne communiquent guère, placées parfois dans les couloirs, elles ont l'avantage de participer aux allées et venues, mais cela ne favorise pas les échanges entre elles.

Pour éviter cet écueil, il faudrait changer leur disposition selon le schéma suivant.

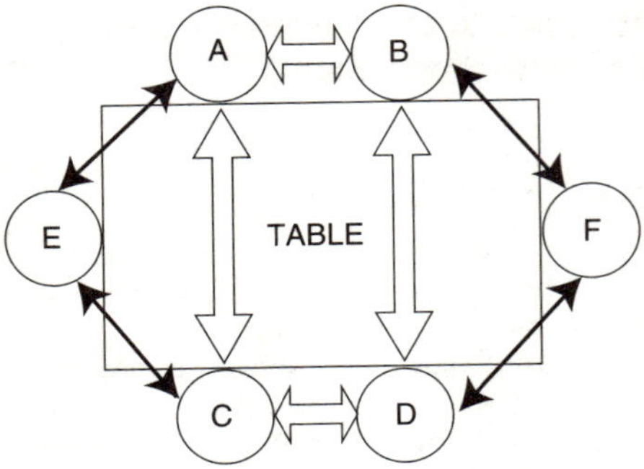

A peut converser avec **B**, **E** et **C**, mais aura plus de difficultés avec **D** et **F**. **E** et **F** ont 2 interlocuteurs privilégiés si la conversation est triangulaire, c'est-à-dire si c'est **A-C-E** qui parlent à **B-D-F.** Par contre **E** et **F** resteront exclus si la conversation est centrale, c'est-à-dire entre **A-B-C-D.**

Installation des personnes de façon plus favorable à la communication.

Pour les personnes âgées, cette disposition à table doit être étudiée en fonction des différents **déficits sensoriels**; par ex: si **A** présente une surdité partielle, il va plus se tourner vers **B**, tout près de son oreille. Alors que si **A** présente une surdité totale, il va se tourner vers **C,** qui est bien en face de lui, pour pouvoir lire sur ses lèvres.

Les affinités et les troubles fréquents de la personnalité relativisent également le schéma ci-dessus; c'est-à-dire que la communication entre 2 personnes reste toujours dominée par la volonté des 2 parties à échanger.

✏ L'aide-soignant doit tenir compte de ces facteurs pour placer les pensionnaires à table et observer les affinités qui se créent ou la proximité qui engendre des réactions d'agressivité ou de rejet.

La table ronde est celle qui favorise le plus les échanges et qui multiplie la possibilité de communication.

Les sujets privilégiés

La personne âgée aime évoquer **le temps de sa jeunesse**; elle revoit les étapes de sa vie, les commente, les valorise, elle retrouve ce qu'elle n'a plus et revit son passé — c'est une façon de retourner un instant dans un temps regretté.

- *La famille* reste un bien précieux dans lequel elle se prolonge.
- *Les valeurs* auxquelles elle croit restent des bases sûres qui justifient ses choix qu'elle aime transmettre.

- Elle aime parler avec les soignants de *la vie quotidienne*, de ce qui les touche (par exemple, demander des nouvelles de leurs enfants...).
- Elle aime leur communiquer *son expérience de la vie*.

✏ Auprès des personnes très âgées, l'interlocuteur est le responsable de la communication. Sa réussite dépend de lui, de son attitude, de sa compétence, de sa faculté à s'adapter, à comprendre la personne qu'il a en face de lui.

Difficultés particulières face à la communication et rôle de l'aide-soignant

La personne âgée	L'AS
La régression : étapes par étapes, certaines personnes âgées font un retour à des stades antérieurs. Ainsi certaines « retombent en enfance », emploient le langage du petit enfant et se conduisent comme lui. Au stade ultime, elles adoptent la position fœtale et ont un jargon incompréhensible.	• La communication se réalise alors principalement par le *toucher* effectué avec précaution, douceur et s'accompagne de phrases courtes et simples. Il faudra appeler la personne par son nom; la situer dans le temps, lui expliquer ce qu'on lui fait, ce qui se passe autour d'elle. L'entourer d'affection. • Dans l'état d'extrême régression, la communication s'effectuera avec les moyens que l'on utilise pour le nourrisson.
La personne âgée dans *le coma.*	Bien que la connaissance de ce qui se transmet à la personne dans le coma ne soit pas réellement certaine, il est très conseillé de lui parler : • au cours de la toilette, accompagner les gestes par des informations visant à lui redonner conscience des parties de son corps. Des personnes sorties de leur coma affirment se souvenir des conversations effectuées à leur chevet.
Le langage désorganisé et l'existence d'une agitation verbale. Les troubles verbaux sont répétitifs, dérangeants, inappropriés. Il peut s'agir de hurlements, de plaintes incessantes, de propos agressifs, de répétition de certaines phrases ou de certains mots, de gémissements, de paroles adressées à des personnes invisibles.	Les causes sont inconnues : il semble que la solitude, la contention, les manipulations augmentent ce processus. Quelques règles sont à respecter face à l'agitation : • être calme, chercher à apaiser; • essayer de parler, de comprendre ce que la personne exprime, ne pas tenir compte si ce qui est dit est vrai ou faux, mais se poser la question « pourquoi dit-elle cela? »;

➤

suite ➤

La personne âgée	L'AS
	• déceler à travers ses mots son inquiétude, son besoin; • ne pas s'opposer à elle en voulant la remettre brutalement face à « notre vérité »; • ne pas l'enfoncer dans son délire en y entrant avec elle, essayer de trouver le sens de ce qui est exprimé, redonner le plaisir du dialogue. Les acquis inscrits dans la mémoire restent longtemps intacts, ils peuvent servir de support à la communication, le chant en est un exemple.

Dans tous les cas, l'aide-soignant n'est pas le seul à se sentir démuni vis-à-vis des personnes atteintes de ces troubles. L'avis, **les conseils d'un psychologue** sont précieux et peuvent être sollicités par toute l'équipe soignante.

Des conduites sexuelles des personnes âgées

La sexualité fait partie de la communication. La sexualité englobe toutes les manifestations sensuelles : caresses, regard, étreinte, le vécu émotionnel. Il est prouvé que l'activité sexuelle peut se poursuivre jusqu'à un âge avancé. Les soignants ne doivent pas l'oublier dans leur relation avec les personnes âgées qui comporte toujours une composante de séduction.

La vie en institution favorise des rencontres entre personnes du sexe opposé. Des couples se forment et désirent une intimité que certains soignants refusent ou ne respectent pas.

La relation qui s'établit **au cours des soins**, surtout pendant la toilette, réalise une proximité corporelle, une intimité propices à éveiller chez certaines personnes âgées un désir ou un comportement sexuel.

La sexualité des personnes âgées sera abordée ici par rapport à ces deux aspects, après un rappel des modifications entraînées par la vieillesse. En effet il est fréquent de constater que les soignants sont étonnés, surpris ou indignés lorsqu'ils sont témoins du comportement sexuel ou amoureux chez la personne âgée. Comme beaucoup d'autres membres de la société, ils considèrent que la sexualité et l'amour sont réservés aux jeunes, ce qui peut les amener à des attitudes collectives ou individuelles inadaptées et néfastes.

Dans quelques circonstances, ils sont gênés, ne savent comment réagir s'ils se sentent mis en cause; cela peut aller même jusqu'à un sentiment de culpabilité chez les plus jeunes.

Modifications physiologiques

Chez la femme	Chez l'homme
• Modifications de la production d'œstrogène et de progestérone; • arrêt de l'ovulation; • atrophie de l'utérus, des ovaires, du vagin; • réduction de la sécrétion du mucus vaginal; • atrophie des seins et diminution de leur fermeté.	• Diminution de la sécrétion d'androgène de façon régulière jusqu'à 60 ans; • légère atrophie des testicules et diminution de leur fermeté; • augmentation du volume de la prostate; • modification de l'érection et de l'éjaculation; • ralentissement de l'éveil sexuel chez l'homme âgé.

Chez l'homme : la fécondité est conservée, l'érection est plus longue à obtenir, l'éjaculation est plus lente à se produire, parfois même impossible. Le sujet ressent quand même un plaisir affectif et physique.

Chez la femme : la fonction de reproduction s'interrompt. L'absence d'hormone n'entraîne pas forcément l'absence de désir. Les modifications corporelles affectent énormément la femme, elle se plaint de l'image qu'elle présente, de sa peau et de ses seins, qui sont différents d'autrefois.

Le vieillissement dans son ensemble, lorsqu'il touche les fonctions respiratoires, circulatoires, articulaires et musculaires, a un retentissement sur la sexualité.

Modifications psychologiques

Chez la femme, les conséquences psychologiques de la ménopause sont très importantes. Quand elle recherche un partenaire, c'est souvent plus dans l'espoir de trouver une compagnie que d'avoir des rapports sexuels.

L'homme ressent un sentiment de dévirilisation qui produit une anxiété et une peur de l'échec. Quelquefois il est attiré par les femmes plus jeunes.

La sexualité en institution

Au fil des jours, des relations affectives, amoureuses et sexuelles peuvent naître entre des résidents. Elles s'expriment à travers des comportements qui peuvent aller des preuves de tendresse jusqu'au désir ou à la réalisation de l'acte sexuel.

Voici quelques exemples.

- Des couples manifestent leur désir d'être ensemble. Ils recherchent les circonstances qui favoriseront leur rencontre, les lieux qui leur permettront d'être ensemble. Ils montrent un réel plaisir à se voir et se témoignent de l'affection par une entraide réciproque et fidèle. Ils échangent des cadeaux, se tiennent par la main et se rendent visite. Ils s'aiment visiblement. De tels couples provoquent souvent l'admiration et la complicité des soignants.

- D'autres s'embrassent, se caressent et ont des gestes, des attitudes, qui manifestent leur désir d'union sexuelle. S'ils font des démarches pour exprimer le désir de vivre ensemble et d'avoir la même chambre, une réponse favorable à leur demande est souvent possible. Des actions sont entreprises pour procurer un lieu qui leur permette d'avoir une intimité qu'il faudra ensuite respecter comme un lieu privé. Ces comportements ne posent pas de problèmes majeurs sauf si les soignants sont particulièrement intolérants.

Mais il existe des conduites qui dérangent la vie d'une institution :

- tel monsieur se glisse dès qu'il le peut dans le lit d'une dame effrayée qui crie et s'affole. Malgré les remarques et les reproches, il recommence souvent;
- des objets évoquant le phallus sont retrouvés entre les jambes d'une dame alitée, parfois ce sont même des fleurs;
- tel vieux monsieur se masturbe ou montre son sexe aux femmes lorsqu'elles sont isolées.

Il y a des moments où **les soignants sont confrontés eux-mêmes** à des manifestations sexuelles qui les dérangent, les embarrassent, les mettent en colère ou parfois les culpabilisent :

- la toilette intime d'un pensionnaire provoque une érection accompagnée d'une éjaculation;
- le résident plaisante ou insinue que la soignante recherche avec lui un certain plaisir.

Réactions et comportements des soignants

Les soignants sont témoins de conduites sexuelles qui provoquent parfois chez eux :

- un rire franc ou gêné;
- un refus outragé et la négation de la réalité (« à cet âge-là! c'est honteux! »).

Ils appliquent des censures ou des sanctions.

Il est impossible de déterminer ce que devrait être l'attitude du soignant. Celle-ci sera influencée par des références personnelles acquises lors de son éducation par ses valeurs et sa morale. Il est important qu'il se connaisse bien lui-même.

Cependant, on peut affirmer qu'il est primordial voire indispensable **de parler de ces problèmes en groupe**, si possible avec un psychologue, et de rechercher des solutions ensemble.

Si l'un d'entre eux ne supporte pas ou a plus de difficulté face aux réactions d'une personne ou s'il est sa « cible » privilégiée, essayer d'instituer un relais dans l'équipe ou éviter à ce soignant une situation qui lui est insupportable.

En général quelques principes seraient à pratiquer par le soignant :

- il devrait réfléchir sur son propre comportement : ce qu'il peut induire, comment il peut garder ses distances sans être rigide, hautain, mais au contraire en restant chaleureux, réconfortant;

- il devrait être tolérant : en acceptant ce que vit autrui, ce qu'il ressent, sans pour autant abdiquer face à ses valeurs. Cela exclut le jugement arbitraire;
- il devrait être respectueux, tout en restant prudent, en cherchant à porter un jugement éclairé et nuancé.

L'équipe devrait parvenir à être à l'aise avec ce sujet afin que tous les membres puissent s'exprimer, dénoncer les situations qui leur paraissent difficiles et qu'ils puissent évoquer les attitudes, les événements provocateurs ou dérangeants.

Le dialogue et la communication au sein de l'équipe sont indispensables sur ce sujet qui reste encore « **tabou** ».

CHAPITRE 10

L'image et l'estime de soi
Besoin d'être propre et de protéger ses téguments

La dimension de ce besoin dépasse largement la propreté. Il inclut la santé, le bien-être, l'esthétique, l'estime de soi, le plaisir. Il touche à l'insertion sociale et à la communication.
La réponse à ce besoin se réalise par les soins d'hygiène corporelle; selon l'éducation, la santé et les problèmes de sénescence, les personnes n'ont pas toutes la même exigence face à la propreté. Cependant un minimum de règles devra être respecté (l'escarre est traitée au chapitre 7).
La peau est la première concernée par la propreté. Le rôle qu'elle exerce exige de soigner particulièrement son hygiène.
L'image corporelle est souvent évoquée par la personne âgée au cours de la toilette. Elle exprime ses regrets, son souci, sa honte face au corps qu'elle redécouvre en le lavant.
L'aide-soignant est particulièrement concerné puisque c'est lui qui de plus en plus exclusivement accomplit ces soins d'hygiène.

RÔLE DE LA PEAU ET MODIFICATIONS DUES AU VIEILLISSEMENT

La peau est un organe dont les fonctions multiples et importantes pour notre santé ne sont pas toujours appréciées à leur juste valeur. Elle forme avec les poils, les ongles et les glandes, le système tégumentaire.
Elle devient une muqueuse au niveau des orifices :

- respiratoires et digestifs;
- et uro-génitaux.

Fonction	Vieillissement
C'est un organe sensoriel qui nous permet de concevoir la forme des objets, d'avoir un contact avec l'extérieur.	• La peau se déshydrate. La peau sèche peut être cause de prurit. • Elle présente des transformations de la pigmentation : taches brunes, blanches, en confettis, taches rubis…
Elle permet les échanges : • elle absorbe des substances telles que les pommades par les *glandes sudoripares*, • elle excrète de petites quantités de déchets : urée, chlorure de sodium.	• Les rides sont de plus en plus nombreuses, profondes. • L'ensemble des muscles fond, en particulier ceux du visage, du ventre, des fesses.
• Par ces mêmes glandes elle assure une grande partie de la thermorégulation. • Elle renseigne sur la température, dresse un rempart contre le refroidissement par le tissu adipeux, surtout, elle entraîne un mécanisme de défense contre le froid (frissons) contre le chaud (sueur).	• L'activité des glandes diminue, ce qui modifie le contrôle de la température corporelle.
Elle protège le corps : • elle dresse une barrière contre des agents physiques et s'oppose à la pénétration des microbes, • son élasticité permet d'amortir les chocs, • elle est imperméable, • elle est le site de la synthèse de la vitamine D grâce à la transformation d'un dérivé du cholestérol par l'action du rayonnement ultraviolet solaire.	• Son rôle protecteur est moins efficace, elle est plus sensible aux infections microbiennes et mycosiques. • La peau perd son élasticité, elle s'atrophie et devient fine et fragile à la moindre agression (frottement, cisaillement).
• Elle a un rôle majeur dans la cicatrisation, les poils intervenant également de façon importante dans ce processus.	• Son pouvoir de cicatrisation diminue; • des poils apparaissent chez les femmes à la lèvre supérieure et au menton; • les cheveux deviennent cassants, secs; la calvitie s'installe; • la barbe s'éclaircit chez les hommes; • les ongles sont striés, durs, cassants, épaissis.

✏ Maintenir la peau et les téguments propres et sains, c'est participer à la **prévention des infections.**

La peau et le toucher

La peau, récepteur sensoriel, transmet l'information au cerveau en suivant les voies et les centres récepteurs de l'appareil nerveux.

Il en résulte une sensation qui peut être :

- agréable, produisant du plaisir;

- désagréable, produisant un déplaisir;
- indifférente.

La peau possède des millions de récepteurs sensitifs; au niveau des mains et des doigts ils sont dix fois plus nombreux. La sensation a besoin d'être stimulée; elle l'est de façon permanente par le frottement des vêtements, l'air.

Le toucher est un stimulant nécessaire pour conserver ou accroître la sensibilité. S'il n'est pas exercé, la sensibilité diminue.

toucher = stimulation
stimulation = sensibilité
sensibilité = sensation
sensation = sentiment

Le sentiment est plaisir, indifférence, déplaisir.
Le toucher véhicule un message affectif.

Le plaisir provoque	L'indifférence	Le déplaisir provoque
une sensation : joie, bien-être, détente, réconfort.	pas d'émotion.	une sensation : stress, anxiété, peur, angoisse, tension musculaire, irritation.

La personne âgée est très sensible au toucher.

- si les gestes sont doux, sûrs, le toucher est sécurisant;
- si au contraire ils sont ressentis comme brutaux (trop rapides, trop empreints de force), ils provoquent peur, insécurité, contractures, irritabilité. Certaines carences affectives seraient la cause de contractures musculaires.

Le toucher s'exerce tout au long de la toilette et peut s'accompagner de massages.

L'approche corporelle atteint la personne âgée dans ses dimensions physiques et psychiques, elle l'aide à faire face à son sentiment de solitude, d'insécurité, de crainte de la mort. Elle produit une relation de confiance.

La personne âgée et son image corporelle

La personne âgée a bien souvent des difficultés à accepter l'image de son corps. Elle fait allusion à ce qu'il était autrefois en exprimant honte ou regret d'être devenue ainsi.

La mésestime qu'elle éprouve peut l'entraîner à négliger les soins d'hygiène et son habillement. Elle a souvent besoin d'être stimulée ou aidée dans la réalisation de ces deux activités.

La toilette

La toilette journalière s'effectue au lavabo ou au lit. En règle générale :

- il faut veiller à maintenir dans la pièce une température de 20-21 °C afin que la personne ne prenne pas froid;
- il faut ménager sa pudeur en la protégeant des regards des tiers.

Préparation du matériel

- L'eau : sa température doit correspondre au désir exprimé par le bénéficiaire;
- les serviettes, les gants, le savon seront à la portée de la main et mis au lavage après usage si la personne mélange le linge qui a servi à la toilette du haut avec celui qui a servi à la toilette du bas;
- le dentifrice ainsi que la brosse à dents, le verre pour les prothèses dentaires, seront préparés si nécessaire;
- le linge de rechange sera sorti, chauffé, prêt à être enfilé après la toilette; les draps seront changés;
- il y aura à proximité un sac prévu pour le linge sale qui en aucun cas ne sera déposé sur le sol.

L'aide-soignant doit :

- se laver les mains;
- prévenir la personne qu'il va procéder à sa toilette;
- il ne doit pas entrer et sortir pendant la toilette.

Si la toilette se fait au lit :

- protéger le lit afin de ne pas le mouiller;
- protéger l'adaptable de l'eau qui pourrait le souiller, ne pas déposer les gants dessus;
- évacuer les eaux dans le vidoir si l'usage d'une cuvette a été nécessaire, puis nettoyer. Il est nécessaire de la désinfecter quand elle sert à plusieurs personnes;
- ranger le matériel lorsqu'il a été nettoyé.

Pratique du soin

Le visage : glisser une serviette sous la tête, commencer par nettoyer les yeux avec un gant propre ou un tampon de coton imbibé d'eau tiède; pratiquer de même pour les narines; laver le visage, le cou, les oreilles au savon; rincer et essuyer.

Le corps : dégager, savonner un hémithorax : les mains, les bras, les aisselles, la poitrine, le dos; insister en particulier sur les parties souillées par la transpiration (la partie nettoyée doit reposer sur le linge propre).

Le ventre : le creux ombilical sera nettoyé avec soin; cet endroit est sensible aux infections.

Les organes génitaux : il peut être nécessaire de mettre un bassin mais ceci n'est pas obligatoire. Commencer par la toilette périnéale, avant de procéder à la toilette anale.

Les membres inférieurs : laver les jambes et les pieds à l'eau savonneuse, rincer et sécher.

Faire le lit, réinstaller la personne et l'inciter à se brosser les dents; lui tendre un haricot.

Procéder à la **coiffure** en respectant ses habitudes, en utilisant le matériel personnel et propre.

Soins des ongles : l'aide-soignant peut couper les ongles : veiller à ce qu'ils ne soient pas trop courts pour ne pas traumatiser la peau.

Règles générales

Toujours bien rincer après avoir lavé au savon, sécher avec plus de minutie entre les plis. Ceci est très important en particulier pour éviter les dermatoses.

Mettre la partie du corps propre sur un linge propre (souvent le drap); la protéger des regards et du froid par une partie de ce même linge.

⚠ Au cours de la toilette, vérifier les points d'appui et au besoin faire les préventions d'escarres.

Après la toilette, installer confortablement la personne dans son lit ou plus souvent à l'endroit où elle doit poursuivre sa journée.

RÔLE DE L'AIDE-SOIGNANT

Les soins d'hygiène

L'aide-soignant :

- Observera la capacité de la personne à exécuter ses soins.
- L'aidera s'il constate qu'elle a des difficultés.
- S'assurera :
  - que le matériel qui va servir est propre et conforme aux mesures de sécurité,
  - que l'eau est à la bonne température,
  - que les produits employés (savon) ne sont pas irritants,
  - que la peau a été bien séchée, la toilette terminée.
- S'adaptera au rythme de la personne : trop de rapidité provoque un stress et donne lieu à une réaction de défense, de recul, la personne âgée étant dépassée par les stimuli rapides.
- Respectera les habitudes concernant la douche ou les bains (en sachant qu'un bain tous les jours est déconseillé à cause des modifications de la peau). La signification de la propreté diffère d'un individu à l'autre. Le bain peut être aussi un moment de relaxation, mais si la personne a peur des bains et refuse, il n'est peut-être pas judicieux de la forcer. C'est une situation qui mérite une réflexion en équipe.
- Accordera une attention particulière à l'hygiène des pieds.
- N'oubliera pas le brossage des dents, l'entretien des prothèses dentaires.
- Veillera à la propreté des ongles. Maintenus courts, ils seront plus facilement nettoyés.
- Respectera la pudeur. Les soignants ont trop l'habitude de voir des corps nus. Ils ne s'imaginent pas la honte et la souffrance que peuvent ressentir des personnes âgées face à cette situation. Leur génération était stricte dans ce domaine, la mode vestimentaire de leur temps en est la preuve :
  - respecter le choix de la personne âgée, lorsqu'elle a besoin d'aide car il se peut qu'elle ne veuille pas être lavée par une personne du sexe opposé;
  - préserver son intimité en la couvrant et en fermant les portes, car il se peut qu'elle soit gênée d'être toute nue devant une autre personne.

Préserver l'image corporelle

Plaire et se plaire reste chez tout être humain une aspiration que la personne âgée ne doit pas s'interdire; les soignants l'encourageront dans ce sens.

- *Les soins d'esthétique*

Ils doivent respecter le style de **coiffure** et le goût de la personne. L'aide-soignant :

- proposera des soins : shampooing, brushing, mise en plis, ou l'intervention d'une coiffeuse;
- enlèvera les **poils disgracieux** par une épilation;
- aidera, encouragera la femme âgée à se **maquiller** si elle en a l'habitude sans la forcer.

- *L'habillement*

Il fait partie des moyens qui aident à présenter une bonne image de soi. Les vêtements ont un rôle important dans la préservation de l'identité.

Il faut se rappeler que la personnalité se reflète dans l'habillement et que l'importance qui lui est donnée est liée à l'estime de soi. La personne déprimée n'a plus le souci de son apparence et se désintéresse de son habillement.

Le vêtement protège le corps des agressions extérieures, il est comme une seconde peau, l'accompagne dans ses fonctions de thermorégulation et, comme celle-ci, il doit être propre.

Les habits seront :

- choisis par la personne âgée selon ses goûts;
- adaptés à ses besoins;
- et la saison. La personne âgée a souvent froid et ses problèmes de thermorégulation la poussent à porter des lainages même l'été. Cependant les vêtements foncés qui absorbent les rayons du soleil sont à déconseiller, ils augmentent les chances de déshydratation et d'hyperthermie.

De même :

- ils lui seront personnels et conformes à ses habitudes vestimentaires;
- ils pourront répondre à certaines exigences si cela est nécessaire. Ils pourront être munis de poches, la personne âgée aimant garder sur elle de menus objets (surtout un mouchoir, un chapelet...);
- ils préserveront le confort et la pudeur, l'amplitude sera suffisante pour faciliter la position assise et la mobilisation. Les tissus seront souples et lavables, les pantalons seront bien tenus à la taille, les robes présenteront une ouverture facilitant l'habillage.

- *Les vêtements de nuit*

  - seront confortables, faciles à laver, amples et protégeront le corps du froid; il sera déconseillé à la personne âgée de garder ses vêtements de nuit dans la journée;
  - devront, pour les personnes incontinentes, faciliter le change de la nuit en évitant les manipulations importantes qui dérangent pendant le sommeil.

Conclusion : la peau, pour accomplir ses fonctions, doit être maintenue propre. L'hygiène générale accroît son efficacité, de même que l'alimentation saine, une vie réglée, le grand air exercent sur elle une influence bénéfique.

« Être bien dans sa peau », n'est-ce pas avoir de soi une bonne image corporelle? ce qui permet de garder l'estime de soi.

CHAPITRE 11

L'animation

Besoins de s'occuper, d'apprendre, de se recréer

Pratiquer l'animation, c'est animer au sens d'inciter à vivre, à manifester de la vie, à être actif. L'animation répond aux besoins fondamentaux suivants : s'occuper en vue de se réaliser, apprendre, se recréer.
Elle comprend deux orientations complémentaires :

- l'animation au quotidien;
- l'animation occupationnelle ou récréative.

Elle concerne les domaines physique, psychologique, affectif, intellectuel et favorise les liens sociaux.

LA VIEILLESSE ET L'ANIMATION

L'animation auprès des personnes âgées fait appel à leurs ressources **afin qu'elles conservent leur autonomie** dans tous les domaines le plus longtemps possible.

Elle les incite à évoluer, à acquérir de nouvelles capacités; elle les aide à garder le goût de vivre en leur offrant des moments de **plaisir**, voire même de bonheur.

Elle prend en compte les difficultés engendrées par le vieillissement, la maladie, les deuils.

Cependant, lorsque la personne âgée a gardé ses capacités physiques, intellectuelles, mentales, ses occupations — bien que réduites en quantité — restent sensiblement les mêmes qu'auparavant. Elles correspondent à ses goûts, sa culture, son niveau social. Elle sera autonome dans l'organisation de son emploi du temps même si elle a besoin d'une **aide** ponctuelle et limitée pour réaliser certains de ses projets.

PRATIQUES DE L'ANIMATION

L'animation au quotidien

Elle ne nécessite pas réellement d'organisation particulière mais dépend de l'attitude du soignant au cours des soins et dans les actes de la vie quotidienne.

Nous retrouvons cette composante de l'animation dans tous les chapitres de ce livre. Elle s'applique dans tous les lieux et en toutes circonstances dès que l'on est en relation avec une personne âgée, comme par exemple : faire parler la personne âgée et l'écouter, lui faire choisir ses vêtements, etc.

L'animation occupationnelle

Souvent récréative, elle nécessite une organisation particulière. Les clubs du 3e âge répondent à ce type d'animation. Même si les personnes âgées en institution peuvent s'y inscrire ou y participer, il est nécessaire qu'une telle animation soit organisée au sein des établissements parce qu'elle sera ainsi adaptée aux possibilités des personnes hébergées. Parmi les activités possibles, on trouve les jeux de société, le chant, les sorties… Elles ne peuvent se concrétiser sans l'intervention du personnel soignant qui doit en faire un **projet d'équipe**.

L'une comme l'autre doivent s'instaurer sur des bases de respect, sur l'écoute des désirs et des attentes.

Elles ne devront être ni pesantes, ni contraignantes.

Leurs applications sont détaillées dans la partie « Rôle de l'aide-soignant », p. 95.

Préalable à la pratique de l'animation au sein d'un service d'hébergement

Une première étape est nécessaire et très importante, l'animation ne pouvant exister, même au quotidien, si les membres de l'équipe ne communiquent pas entre eux. Ils doivent avoir une même attitude face à l'animation en général, avec une continuité dans les actions engagées quelles qu'elles soient, pour assurer sa réussite.

C'est pourquoi une **négociation préalable aux actions proposées** sera indispensable. Elle tiendra compte des difficultés rencontrées et aboutira à un **projet de vie**. Celui-ci englobe toutes les orientations de l'animation.

Étape préliminaire	Difficultés : évoquées ou perçues
L'aide-soignant devra réfléchir en équipe : • sur les choix à faire; • les priorités à déterminer parmi les tâches à accomplir; • sur des aménagements dans l'organisation des pratiques de soins afin de dégager du temps; • sur les actions à mener afin qu'elles soient adaptées, personnalisées. *Il devra :* • accepter de participer aux décisions du groupe; • aider les familles, les amis à s'inclure dans certains projets;	• Le manque de temps. • Certains membres de l'équipe jugent inutile le temps passé aux actions d'animation et culpabilisent ceux qui s'y emploient… l'urgence pour eux étant ailleurs. • Les familles ne comprennent pas toujours et sont parfois hostiles à la mobilisation de leurs parents. • Les personnes âgées refusent leur participation à tout ce qui est proposé, elles n'ont plus d'attrait pour rien, elles sont fatiguées et revendiquent le droit au repos.

suite ➤

Étape préliminaire	Difficultés : évoquées ou perçues
• connaître les goûts, les désirs des personnes âgées; • connaître leurs possibilités; • participer aux actions de formation afin de bien comprendre les enjeux de l'animation, la pratiquer avec compétence et connaître ses multiples domaines.	• Les équipes ont un manque de connaissance, ne savent pas comment s'y prendre ni comment garder un bon équilibre entre le repos et l'activité des personnes âgées. • Elles ont des difficultés pour s'adapter à chaque personne et ne pas privilégier celles qui sont les plus coopérantes.

Le dynamisme de l'équipe, sa créativité, sa compréhension seront indispensables dans l'élaboration des projets d'animation ou projet de vie.

RÔLE DE L'AIDE-SOIGNANT

Principes de base

- Expliquer à la personne âgée ce qu'elle doit faire, surtout si elle risque d'avoir des difficultés. Toujours éviter de la mettre en situation d'échec.
- ⚠ Être attentif à sa fatigue, l'aider à prendre du repos, ne pas l'obliger à poursuivre une activité si elle ne peut plus ou ne veut plus.
- Lui indiquer la place qu'elle peut prendre, l'installer confortablement. Veiller à ce que l'environnement ne soit pas un obstacle à sa participation, ce qui risque d'être le cas, par exemple, si le son et l'éclairage sont trop importants ou au contraire insuffisants.
- S'informer des activités antérieures de la personne âgée :
  – si elle n'est plus capable des les accomplir ou d'y participer comme avant, lui en proposer de plus adaptées correspondant cependant à ses goûts;
  – lorsqu'elle veut y participer, l'aider à les accomplir ou à se rendre sur le lieu de l'activité. Programmer cette tâche pour ne pas l'oublier.

Au cours de la vie quotidienne

Engager la personne âgée à participer aux actes de la vie quotidienne selon ses capacités en cherchant ce qui peut la stimuler ou lui plaire :

- penser à lui faire choisir ses vêtements;
- lui proposer, si c'est une femme, de la maquiller;
- l'aider dans l'aménagement de son environnement : qu'il soit décoré à son goût, qu'elle y trouve des objets familiers;
- l'encourager à prendre des responsabilités, comme par exemple :
  – soigner ses plantes,
  – accueillir, dans les services d'hébergement, les nouveaux résidents,
  – préparer le goûter,
  – porter le courrier à un voisin de chambre…;

- si la personne ne peut se mouvoir, penser à la placer près d'une fenêtre afin qu'elle puisse observer ce qui se passe à l'extérieur;
- lui parler des événements présents, la laisser s'exprimer, l'écouter;
- favoriser les visites de la famille ou des amis en les accueillant : parfois, ceux-ci ont une appréhension à rencontrer la personne âgée. L'aide-soignant aidera l'entourage à surmonter cette difficulté en l'accompagnant auprès de la personne âgée tout en discutant. Il est à noter que ce problème est encore plus aigu lorsqu'il y a au sein de l'établissement des personnes présentant des troubles du comportement.

Au cours des apprentissages

Apprendre, c'est acquérir des connaissances nouvelles, c'est poursuivre une évolution — comprendre, s'adapter.

La personne âgée se fatigue plus vite, elle apprend plus lentement, sa mémoire est moins efficace et elle se trouve dans un monde en mouvement qui la met face à des nouveautés dans tous les domaines. Les conditions de vie actuelle, l'évolution rapide de l'organisation de la société ainsi que les techniques récentes mettent en effet la personne âgée à l'épreuve.

A cela s'ajoutent les modifications dues à certaines maladies qui, en provoquant des déficits, menacent son autonomie; l'apprentissage de comportements nouveaux ou le développement de nouvelles habiletés seront nécessaires si elle veut la préserver.

Remarque : il ne faut pas croire que la personne âgée a perdu son intelligence et qu'elle est incapable d'évoluer; c'est surtout sa faculté de compréhension qui est moins rapide.

- *Réactions des personnes âgées face à l'apprentissage*

Nous retrouvons certaines caractéristiques, certaines constantes dans les attitudes; toutefois, les réactions peuvent différer d'une personne âgée à l'autre devant la nécessité d'apprendre.

La personne âgée	Comportements de l'aide-soignant
• Refuse d'apprendre : elle dit qu'elle en sait bien assez pour ce qu'elle a à faire maintenant; • dit qu'autrefois elle n'avait pas besoin de tout cela, que c'était plus simple; • se trouve trop vieille pour faire des efforts; • exprime ses difficultés : elle sent sa faiblesse ou ses manques, elle a peur de ne pas réussir, elle a conscience de sa lenteur; • veut s'adapter, évoluer : elle réclame de l'aide car elle a des difficultés à se concentrer, à acquérir de nouvelles habiletés.	• Écouter la personne âgée s'exprimer et reconnaître ce qui l'inquiète, ce qui peut la motiver dans un apprentissage car ce qu'elle accepte comme un divertissement peut l'aider à acquérir de nouvelles connaissances et la faire progresser dans plusieurs domaines; • laisser la personne prendre son temps, ne pas la bousculer. Lui permettre de poser des questions, répondre avec précision par des phrases courtes, faire des répétitions si nécessaire, lui montrer ses progrès, la valoriser; • lorsque les pertes de mémoire sont manifestes, écrire les informations; • permettre à la personne de se reposer. Soutenir ses efforts. La sécuriser.

✏ Apprendre fait partie de la vie quotidienne. C'est un élément d'épanouissement dont il ne faut pas priver la personne âgée.

- *Exemples d'apprentissage dans lesquels l'aide-soignant peut être amené à intervenir*
  - Apprendre à la personne âgée à se servir d'un nouveau matériel mis à sa disposition :
    - à se servir du téléphone,
    - à utiliser la radio ou la télévision,
    - à mettre une prothèse,
    - à utiliser un nouveau produit,
    - à réaliser un nouveau parcours, trajet.
  - Si la personne âgée manifeste le désir d'apprendre dans des domaines plus spécialisés, l'aide-soignant sera amené à l'aider dans ses démarches, à l'orienter vers d'autres personnes.

✏ Il ne faut pas sous-estimer les apprentissages effectués dans la vie quotidienne car ils participent à rendre la personne âgée plus autonome.

Au cours des activités occupationnelles et récréatives

La personne âgée, comme tout être humain, a besoin de se recréer même si elle n'en manifeste pas souvent le désir. Faut-il croire que ce besoin est moins ressenti avec l'avancée en âge? Contrairement à ce que l'on pourrait penser, le désir de participer aux fêtes et aux activités récréatives ne diminue pas, mais les difficultés dues au vieillissement ou à la maladie condamnent les personnes à y renoncer et elles concentrent leur attention sur les besoins de manger, d'éliminer et de dormir. Elles se complaisent souvent dans une routine dont il faut les aider à sortir.

Activités récréatives particulièrement appréciées	Rôle de l'aide-soignant
Les fêtes :	Aider la personne âgée à se préparer à la fête ou à la cérémonie :
• Les fêtes de famille : repas, cérémonies (mariages, baptêmes, communions…).	• déceler ce qui peut faire obstacle à sa participation, ex : peur de se déplacer, souci de l'habillement, du cadeau à offrir…; • aider la famille à faire face aux problèmes liés à la peur de ne pas savoir comment s'y prendre avec la PA si elle est handicapée : parfois l'accompagner, l'aider à monter dans un véhicule, mettre à sa disposition des aides telles que déambulateur ou fauteuil roulant;
• Les fêtes populaires nationales ou locales. • Les fêtes religieuses.	• informer la PA des fêtes à venir (par écrit même éventuellement), en parler avec elle et la faire participer en l'amenant sur le lieu de la célébration. Les commémorer par de la décoration : guirlandes ou sapin à Noël, par exemple.

suite ➤

Activités récréatives particulièrement appréciées	Rôle de l'aide-soignant
Les jeux de société : cartes, dominos, loto, etc.	• Proposer les jeux de société que la PA apprécie, lui procurer le jeu, lui trouver des partenaires; • organiser un concours; • souvent, l'AS devra participer au jeu pour l'animer.
Le chant	• L'activité chant, généralement organisée au profit d'un groupe de personnes âgées, peut être assurée par une personne bénévole, l'aide-soignant rappelant alors à la personne âgée le jour, l'heure et le lieu et l'aidant à s'y rendre; • parfois, c'est un aide-soignant qui organisera cette activité, aimant lui-même chanter : il devra se procurer les chansons d'autrefois, pourra confectionner des carnets de chant rédigés en gros caractères. L'écoute de disques et cassettes pourra l'aider dans cette tâche; • ce peuvent être les personnes âgées elles-mêmes ou leur famille qui prêtent ou donnent les disques, sinon il faut prévoir éventuellement cela dans le budget (voir ci-contre).
La danse	L'AS prévoira un lieu et un horaire, en informera les PA, puis les incitera à danser en leur faisant écouter des musiques de danse de leur jeunesse ou du type valse. Certaines PA se mettront spontanément à danser, d'autres, plus timides, auront besoin d'être stimulées, sollicitées.
La lecture	• Procurer des revues que l'AS trouvera grâce à son entourage ou à des personnes désireuses de rendre service; • il existe parfois une bibliothèque : l'AS devra en informer les PA et éventuellement les aider à s'y rendre ou à emprunter des ouvrages; • l'AS pourra de temps en temps faire la lecture à voix haute : cette activité a du succès car elle suscite des échanges.
Les sorties : • courses dans les magasins ou au marché; • promenades en ville, en forêt… : en groupe; • promenades également sur les lieux où la PA a vécu ou sur la tombe de ses défunts, si ces endroits ne sont pas trop éloignés;	L'AS suggère les lieux de sortie et participe à l'accompagnement des PA. • En équipe, il prévoit l'organisation et le matériel nécessaire. Il est judicieux d'établir une liste de recommandations qui servira à chaque sortie concernant : – le matériel à emporter (le goûter, les changes si besoin, etc.), – les adresses utiles en cas d'accident… • L'AS devra souvent aider la PA à organiser son déplacement, voire même l'accompagner.

➤

suite ➤

Activités récréatives particulièrement appréciées	Rôle de l'aide-soignant
• repas au restaurant (ce genre d'animation rencontre un grand succès);	
• théâtre ou concert;	• Il faut savoir que de nombreux groupes artistiques se font connaître auprès des directions des services d'hébergement : ils présentent au moyen d'un document leur programme récréatif adapté à un public âgé et viennent sur place organiser la représentation ou le concert.
• voyages (les pèlerinages sont également appréciés).	• Les voyages nécessitent la concertation de plusieurs partenaires; ils se réalisent plus facilement lorsque plusieurs établissements se regroupent, par exemple pour louer des cars et prévoir l'encadrement des PA.

Cette liste n'est pas exhaustive : elle vise à mettre en avant les activités les plus appréciées et celles où l'aide-soignant aura un rôle particulier à tenir.

D'autres occupations sont également appréciées comme : la couture ou le tricot, le bricolage, la peinture, le jardinage…

- *Les dépenses, le budget*

Le coût des prestations limite souvent les possibilités d'animation, en particulier tout ce qui concerne les sorties ou les spectacles qui ont pourtant un intérêt certain.

C'est pourquoi de nombreux établissements ont créé une **association selon la loi de 1901**. Elle permet de recevoir des dons et d'avoir des recettes en organisant notamment des « ventes kermesses » au profit de l'association qui dispose ainsi de fonds pour les loisirs des pensionnaires ou pour acheter le matériel nécessaire à la décoration, au bricolage ou à diverses activités.

Les renseignements pour créer une association sont à retirer dans les préfectures et sous-préfectures.

Par ailleurs, il faut savoir que les personnes dépendant de l'Aide sociale bénéficient d'un argent de poche, somme allouée chaque mois pour leurs loisirs ou leurs dépenses personnelles, correspondant à 10 % du minimum vieillesse et versée par la perception. Quant aux personnes âgées dont les frais d'hébergement sont pris en charge par elles-mêmes ou par leur famille, elles participent à hauteur de leurs possibilités financières.

ASPECTS PARTICULIERS

Les personnes âgées face aux enfants et aux jeunes

✏ Favoriser les rencontres entre les générations, organiser des fêtes récréatives avec des enfants et des jeunes, c'est un projet d'animation qu'il faut favoriser et susciter. Souvent très apprécié, il stimule les uns et les autres.

Il arrive fréquemment que des jeunes sollicitent l'autorisation de rendre visite aux personnes âgées : ils viennent de collèges ou d'instituts divers. Ceux qui préparent un BEP « carrières sanitaires et sociales » proposent généralement une animation préparée au sein de leur classe.

Cette demande émane donc soit d'un objectif de formation, soit d'un élan suscité par l'enseignant, l'entourage ou par un jeune qui connaît l'établissement et qui veut rendre service.

Les petits enfants établissent des liens privilégiés avec les personnes âgées. Une complicité naturelle existe souvent entre eux et des échanges empreints de tendresse s'établissent facilement. Les personnes âgées retrouvent avec les enfants l'occasion de donner et les enfants avec elles font l'expérience du don. Ils sentent chez la personne âgée une faiblesse physique qu'ils essaient de compenser par leur aide.

Les jeunes qui entretiennent des contacts avec les personnes âgées ont cette même attitude : ils prêtent et transmettent leur vitalité, leur adresse et leur force physique aux personnes qui ont perdu les leurs.

- *L'aide-soignant peut être l'intermédiaire entre les deux parties :*
  - si les jeunes organisent une animation, l'aide-soignant devra les guider dans leur programme car ils n'ont pas la notion de ce qui plaît et oublient parfois les limites de la personne âgée;
  - face aux familles, l'aide-soignant pourra encourager la visite des petits-enfants, petits-neveux, et être éventuellement présent lors des premiers contacts au sein de l'établissement.

Notre société ne favorise pas toujours ce type d'échange, ni ne valorise les personnes âgées, alors que les enfants, les jeunes et les personnes âgées ont beaucoup à apprendre les uns des autres. Souvent, une admiration réciproque naît de ces relations qu'il faut donc permettre ou susciter.

Les personnes âgées et les animaux

Nous ne pouvons parler de l'animation sans évoquer le rôle privilégié joué par les animaux auprès des personnes âgées. Ils leur donnent l'occasion de s'occuper, de se recréer, de se réaliser.

L'aptitude des animaux à s'adapter, à aller instinctivement vers les êtres, c'est-à-dire sans *a priori*, sans porter de jugement — évidemment — en fait des compagnons extraordinairement aptes à engager une relation. Ils favorisent une véritable communication entre les personnes et attirent sur eux des réactions multiples qui dynamisent :

- *Ils aiment recevoir* (caresses, alimentation...). S'occuper d'un animal est accessible et réalisable pour la personne âgée quelles que soient ses possibilités de compréhension et ses difficultés physiques; ils donnent le sentiment d'être utile.
- *Ils s'adressent à l'affectivité*. Les personnes âgées peuvent exercer envers eux un rôle de maternage en les prenant dans leurs bras, en les caressant; ils procurent ainsi la joie de donner, d'être aimé.
- *Leur vitalité est communicative*; ils apportent une certaine distraction.
- *Enfin, ils sont l'objet d'une domination* qui s'apparente à une responsabilisation et qui peut engendrer un sentiment de valorisation.

Leur rôle est important auprès des personnes âgées et peut être très bénéfique quand celles-ci sont dépressives, au domicile mais aussi dans les services d'hébergement où ils sont maintenant acceptés et appréciés.

Dans certains services, l'aide-soignant ou un autre membre de l'équipe peut amener son chien pendant quelques heures; les familles sont autorisées à venir accompagnées d'un animal familier; la présence de chats, lapins, oiseaux est instituée.

Les animaux doivent être vaccinés et il existe un règlement qui permet leur présence mais qui vise parallèlement à limiter ce qui pourrait être dérangeant dans leur présence.

Permettre ou favoriser la présence d'animaux est un sujet qui peut être abordé en équipe.

CONCLUSION

L'animation, incluse souvent dans le « projet de vie », fait partie des tâches qui sont plus particulièrement confiées aux aides-soignants et qui ne sauraient être considérées comme accessoires. Ils doivent s'y appliquer sérieusement sachant qu'ils accomplissent un soin essentiel pour la personne âgée.

Les activités récréatives doivent se passer dans un climat agréable pour la personne âgée mais aussi pour le soignant. « La joie partagée est un gage de réussite. »

CHAPITRE 12

Maladie d'Alzheimer. Démences. Troubles mentaux

Les pathologies rencontrées chez les personnes âgées ont diminué grâce aux progrès réalisés dans l'hygiène de vie, grâce aux soins préventifs et aux nouveaux traitements plus efficaces concernant certaines maladies.
Par contre la santé mentale des personnes âgée ne s'est pas améliorée, au contraire. Nous rencontrons de plus en plus de *démences séniles* dans les services d'hébergement. Il est cependant difficile de reconnaître la « démence ». Celle dont nous entendons le plus parler est *la maladie d'Alzheimer.*
Le rôle d'accompagnement et de suppléance qu'exerce quotidiennement l'aide-soignant auprès de ces personnes âgées le range parmi les principaux acteurs participant au maintien de l'autonomie.

La maladie d'Alzheimer

Au début de la maladie

La personne peut continuer à s'occuper dans les domaines qui lui sont familiers.

Elle présente des pertes de mémoire concernant les faits récents. Elle a des difficultés à se souvenir des noms propres, à trouver ses mots. Elle ne peut plus tenir ses comptes.

Son habilité motrice reste bonne même si ses réflexes sont ralentis.

Sur le plan de son comportement :

- elle présente des sautes d'humeur, a tendance à fuir la société, préfère l'entourage familier;
- elle perd le goût de l'initiative et ne reconnaît pas ses pertes de mémoire qu'elle nie;
- elle présente aussi des périodes de confusion, elle communique moins, reste évasive.

Au stade intermédiaire

Elle perd la capacité de se trouver une occupation et de la mener à bien sans l'aide d'autrui.

Elle ne connaît plus les faits récents et ne peut plus enregistrer de connaissances nouvelles.

Son jugement est déficient.

Elle se désoriente dans le temps et dans l'espace, oublie où elle est, quelle heure il est.

Sur le plan moteur, elle perd la coordination et l'équilibre. Il semble que le cerveau ne commande plus ses gestes. Elle se cogne, peut avoir des difficultés à marcher, ne sait plus écrire lisiblement.

Son humeur présente des variations importantes. Elle se replie de plus en plus sur elle, reste insensible à autrui. Elle peut devenir méfiante, souffrir d'idées délirantes ou d'hallucinations.

Des troubles du sommeil peuvent perturber ses nuits.

Elle a besoin d'assistance dans ses activités quotidiennes : pour se vêtir, pour ses soins d'hygiène et elle commence à devenir incontinente.

Au stade tardif

On ne peut juger que sur les apparences :

- il semble que la mémoire soit inexistante;
- les difficultés motrices sont énormes : la personne ne peut plus marcher ni se lever;
- elle ne sourit pas et l'expression de son visage est figée;
- elle a perdu la faculté d'avaler;
- elle peut présenter des moments d'agitation;
- dans son comportement elle semble totalement indifférente aux autres;
- ne reconnaît plus personne, ni son conjoint ni ses enfants;
- parfois elle perd totalement l'usage de la parole ou bien répète seulement 2 ou 3 mots.

Elle doit être prise en charge totalement.

Rôle de l'aide-soignant

L'aide-soignant a tout à fait sa place auprès des personnes atteintes de la maladie d'Alzheimer. Pour l'instant, les traitements ne sont qu'expérimentaux, seuls des actes d'accompagnement, de soutien peuvent éviter aux malades d'atteindre rapidement le dernier stade.

Quelques règles sont à retenir. Il faudra :

- maintenir la communication;
- poursuivre des activités physiques;
- garantir l'environnement;
- faire face aux troubles du comportement.

Maintenir la communication

- attirer l'attention de la personne en la nommant; si elle ne répond pas, lui toucher doucement le bras;
- se positionner en face d'elle, établir un contact visuel, le maintenir tout le temps de la conversation;
- si elle est assise, se mettre à sa hauteur; se pencher afin qu'elle voie qui est en face d'elle;
- aider la personne à trouver ses mots; lorsqu'elle hésite, lui en proposer deux afin qu'elle fasse son choix mais éviter de trop la reprendre lorsqu'elle se trompe;
- capter son attention en posant des questions précises sur le sujet qu'elle veut développer. Si elle se trouve dans un groupe, diriger la conversation en évitant que deux personnes ne parlent ensemble;
- employer des phrases courtes et simples, les répéter au besoin, faciliter les réponses surtout lorsque la maladie est à un stade évolué afin qu'elle puisse répondre par oui ou par non;
- employer un ton calme, rassurant (le stress aggrave la maladie);
- stimuler, encourager la personne dans ses efforts;
- la calmer lorsqu'elle s'énerve ou se met en colère;
- essayer de deviner ce qu'elle dit si on ne la comprend pas : observer ses mimiques, les expressions du visage, son comportement, ses gestes — utiliser le toucher;
- expliquer à la personne ce qui va être fait avant d'entrer en action.

Les activités physiques

Toutes les occupations quotidiennes peuvent être un prétexte à prendre de l'exercice. Il faudra en respecter les rythmes afin qu'ils servent de repères. Conserver les activités comme :

- la toilette et l'habillage;
- l'alimentation et tout ce qui concerne le repas : l'associer à la préparation des menus, à la mise du couvert;
- la participation au ménage : balayer, essuyer la poussière;
- faire le lit;
- la faire participer aux courses ménagères;
- l'accompagner pour des promenades journalières;
- le jardinage peut être proposé;
- l'occuper en essayant de maintenir chez la personne un sentiment de responsabilité, de compétence;
- lui organiser la vie de façon qu'elle soit le plus proche possible de ce qu'elle vivait avant;
- des activités récréatives sont souvent appréciées : proposer des tâches simples, répétitives, éviter celles qui demandent un nouvel apprentissage; les activités comme la musique, les chansons, la danse peuvent être un plaisir sans égal;
- si la personne résiste, il est inutile d'essayer de la raisonner — arrêter quand elle s'ennuie ou quand elle commence à s'agiter — ne pas lui faire faire quelque chose qui lui déplaît.

✎ L'objectif de l'aide-soignant sera d'inciter la personne à évoluer, à se mobiliser en veillant à redonner confiance; il devra à tout prix éviter les situations d'échec qui augmentent la régression.

L'environnement

Les personnes atteintes de démence ont des capacités d'adaptation réduites vis-à-vis du changement. Elles auront plus de chances de conserver une activité normale si elles restent dans leur cadre de vie habituel — elles y trouvent leurs points de repère. Arrivé à un certain stade de la maladie, il faudra cependant changer certaines habitudes pour assurer sa sécurité.

⚠ Si l'aide-soignant constate que la personne peut trouver dans son environnement des objets qui mettent sa sécurité en danger, il devra retirer :

- ceux avec lesquels elle peut se brûler : allumettes, réchauds, fer à repasser;
- ceux qu'elle peut ingérer : les produits de nettoyage, tous les produits toxiques, les plantes, la terre, les médicaments; les placer dans un placard fermé à clé;
- les objets inutiles qui risquent d'être cassés, ceux avec lesquels elle peut se blesser.

L'aide-soignant devra aussi :

- penser à protéger les escaliers car la personne risque de tomber ne sachant plus se repérer;
- laisser un éclairage la nuit;
- penser à s'assurer qu'il existe une sécurité aux fenêtres, surtout à l'étage;
- lui créer des repères afin qu'elle retrouve sa chambre, les toilettes, la salle de bains;
- laisser les objets usuels à leur place habituelle.

Les troubles du comportement

Ils se traduisent par :

- les idées délirantes, les hallucinations;
- des moments de dépression ou de colère;
- l'agitation avec des actions de détérioration des objets;
- une mauvaise tenue à table;
- parfois la personne exerce un vagabondage à répétition.

L'aide-soignant devra essayer de repérer s'il y a un facteur déclenchant, observer les circonstances qui entraînent une manifestation anormale du comportement.

Ce peut être un changement dans l'environnement :

- dans les habitudes quotidiennes;
- des bruits étranges, des ombres qui donnent sujet à interprétation.

Repérer :

- si les problèmes se passent à peu près au même moment de la journée;
- la tendance au vagabondage, à la déambulation, à l'agitation ou à l'humeur dépressive; si elle est augmentée en fin d'après-midi ou tôt dans la soirée;
- dans son langage l'expression de son anxiété « je veux rentrer chez moi », « ma cuisine n'est pas faite », « je ne trouve pas la gare ».

L'aide-soignant devra se souvenir que le comportement de la personne reflète sa maladie : elle ne fait pas les choses pour ennuyer son entourage. La patience, la souplesse, la bonne humeur rendront la vie plus facile à tous. Il faut également savoir que l'exercice physique peut aider la personne agitée à se sentir mieux.

AUTRES TROUBLES MENTAUX DE LA PERSONNE ÂGÉE

D'autres types de malades nécessitent l'attention et des soins plus ou moins identiques à ceux pratiqués auprès des malades atteints de la maladie d'Alzheimer. Ces autres troubles seront simplement évoqués ici.

Les états névrotiques propres au sujet âgé

Les névroses sont des maladies de la personnalité dans lesquelles les problèmes affectifs ont une importance majeure. Les troubles du comportement que l'on observe sont le plus souvent mineurs, mais il existe des exceptions. Ils peuvent se traduire par des affections psychiques et physiques variées développées ci-après. Le malade en a conscience et c'est ce qui différencie la névrose de la psychose.

Le maître mot des névroses est « l'angoisse » ou « anxiété ».

- *Les différents types de névroses*

Il existe quatre grands types de névroses : névroses phobiques, obsessionnelles, hystériques et névroses d'angoisse.

Les névroses phobiques

L'angoisse ressentie par la personne se concentre sur un élément, ce qui la libère et l'aide à vivre l'essentiel de sa vie. Elle se traduit par une peur excessive (ex. peur d'aller en ville ou de certains animaux).

Les névroses obsessionnelles

La névrose obsessionnelle répond aux mêmes mécanismes. Elle se concentre sur des gestes à accomplir pour se sentir en sécurité (ex. vérifications répétées de la fermeture des robinets ou des portes, lavage des mains incessant).

Les névroses hystériques

La névrose hystérique se caractérise par un phénomène de conversion somatique. L'angoisse réprimée est convertie en troubles physiques. Ils peuvent être sensitifs (surdité perte de la vue) ou moteurs (paralysies). La personne ne maîtrise pas ce phénomène involontaire qui correspond à un conflit psychologique. L'état ainsi acquis calme l'angoisse. La personne peut aussi avoir tendance à l'artifice, elle se fabrique une personnalité. Elle est extravagante, chercher à conquérir, à séduire; son attitude peut aller jusqu'à des provocations touchant la sexualité. La personne atteinte convertit son angoisse dans un comportement.

<u>Les névroses d'angoisse</u>

Elles se traduisent par une anxiété sans cause réelle. La personne éprouve un sentiment d'insécurité permanent, avec l'attente d'une menace imprécise, des interrogations sur l'avenir pressenti comme triste, dangereux ou malheureux. Les troubles de la concentration limitent l'activité intellectuelle. Le moindre souci devient une catastrophe et pose un problème insurmontable.

- *L'anxiété*

L'anxiété ou l'angoisse présente plusieurs degrés représentés par le tableau suivant. Est précisée également la conduite à tenir en fonction de ces différents degrés.

Degrés	Manifestations	Rôle de l'aide-soignant
Anxiété légère	Désir amplifié de faire face aux réalités quotidiennes Tension importante mais faculté réelle à réduire les problèmes	Aucune intervention : la personne reste totalement autonome
Anxiété modérée	Perception plus réduite de l'environnement Attention sélective Diminution de la capacité à penser clairement	Il faut que la personne sente une présence L'encourager à parler, à exprimer les raisons de son anxiété Avoir une écoute attentive afin qu'elle se sente prise au sérieux S'assurer que ses besoins physiques sont satisfaits L'encourager à pratiquer une activité comme la marche
Anxiété grave	Concentration difficile se réduisant à un seul détail à la fois Identification et adaptation très amoindries	Se limiter au problème immédiat quand il est exprimé Rester dans la limite des possibilités de la personne Assurer le calme autour d'elle Utiliser des phrases courtes et très simples Demeurer avec elle pour l'apaiser
Panique	Parfois immobilisée par la peur, elle est désorientée, perdue Son activité physique est inorganisée	Parfois, nécessité d'isoler la personne afin qu'elle soit au calme Être calme soi-même L'accompagner dans ses déplacements Ne pas l'abandonner dans ses moments de panique Dans certaines circonstances, la réconforter en lui tenant la main, tout en sachant que des personnes se sentent menacées par un tel geste

- *Autres manifestations des états névrotiques*

  Les états névrotiques du sujet âgé se manifestent encore par :
  - des problèmes de mémoire;
  - de l'hypocondrie : l'inquiétude se polarise sur le fonctionnement du corps;
  - des troubles du caractère (irritabilité, défiance, récrimination);
  - des troubles du sommeil et de l'alimentation;
  - une dépression, qui peut entraîner des conduites suicidaires;
  - une hyperactivité, déambulation.

Les états confusionnels

Ils sont fréquents et ont des causes multiples et variées : accident vasculaire cérébral, certaines maladies infectieuses, déshydratation, fécalome ou rétention aiguë, surdosage médicamenteux...

Ils peuvent également survenir à la suite d'un choc émotionnel.

La personne souffre d'un mauvais fonctionnement de la perception, de la compréhension, de l'attention, de la mémoire. Elle est incapable de comprendre et intégrer des mots ou des événements. Cet état peut être permanent ou temporaire, et plus ou moins important. Il s'ensuit une désorientation, et des difficultés dans les relations et la communication. L'objectif de l'accompagnement est donc d'aider la personne à reprendre contact avec la réalité.

L'**aide-soignant** doit :

- toujours appeler la personne par son nom : supprimer du vocabulaire les surnoms ou les « pépé », « mémé » trop souvent utilisés;
- donner des informations simples et claires, et accompagner leur accomplissement lorsqu'il s'agit d'un acte à réaliser;
- avoir une attitude positive : ne pas penser d'avance que la personne sera incapable de comprendre;
- être très patient : répéter les explications lentement en vérifiant que tout a bien été compris, ne pas brusquer la personne;
- la faire participer le plus souvent possible aux décisions;
- ramener la personne dans la réalité, l'empêcher de divaguer;
- entourer la personne d'objets familiers, éviter les changements.

Les démences et les idées délirantes

Le dément présente un affaiblissement intellectuel acquis, progressif et spontanément irréversible de toutes les fonctions intellectuelles (mémoire, attention, jugement, capacités de raisonnement). Les conduites sociales qui en découlent sont perturbées.

- *Les principaux troubles*

Troubles	Symptômes, définition du trouble
Troubles du jugement	Perte de la capacité à critiquer Non-reconnaissance de ses erreurs Manque de pudeur (peut se promener complètement dévêtue)
Troubles du raisonnement	Manque de logique Incapacité à analyser et à faire face à la situation
Troubles de l'attention	Difficulté à se concentrer
Troubles du langage	Difficulté à trouver ses mots Répétition des mêmes phrases
Troubles de la gestuelle	Régression dans les gestes (la personne a de plus en plus de mal à s'habiller) Réapparition de gestes et habitudes archaïques (frottage des mains, boutonnage, reboutonnage) Pétrissage (a besoin d'avoir un mouchoir dans la main)
Troubles constants ou précoces de la mémoire	Ne se souvient plus des faits récents

L'aide-soignant doit tenter d'éviter l'aggravation de l'état du dément en :

- luttant contre l'isolement social et relationnel;
- favorisant les relations;
- connaissant et respectant ses habitudes;
- veillant à son hygiène et à son confort en en simplifiant la pratique et l'accès;
- favorisant la marche;
- soignant son aspect : l'habiller avec des habits seyants, veiller à sa coiffure (le dément doit présenter à son entourage une image correcte et agréable à voir, il ne doit pas renvoyer une image de détérioration humaine);
- évitant les situations qui peuvent lui rappeler sa faiblesse ou favoriser la désorientation;
- évitant de lui intimer des ordres sur un ton autoritaire et violent : cela provoquerait une agressivité ou le conduirait à chercher un refuge dans le mutisme et dans la régression.
- maintenant chez lui la capacité du désir, notamment en respectant le plus possible ses choix;
- se rappelant toujours que l'affectivité du dément demeure vive et sensible.

- *Les idées délirantes au cours de la démence sénile*

Dans ce cadre, les idées délirantes ne se présentent pas comme le délire que nous évoquerons ultérieurement. Elles n'ont pas le pouvoir de conviction du délire vrai et ressemblent davantage à une rêverie imaginaire.

Type de délire	Traduction effective du délire
Le thème du vol est souvent rencontré (cela peut être un certaine façon de se valoriser).	« J'avais plein de bijoux mais on me les a pris. »
Le discours présente des fabulations compensatrices : il retrace une situation ancienne agréable ou valorisante.	« Il faut que je rentre : je dois aller chercher mon petit à l'école. » « Mes domestiques attendent mes ordres. Il faut les appeler, il faut que je les vois ! »
Le sens de ce que le dément entend peut être déformé.	« Il y avait encore du bruit hier soir. C'était la fête au château! Il y avait de la musique et l'on dansait… »
La perception du milieu environnant peut être erronée.	Mme X est devant la porte de sa chambre. Elle ne veut pas en bouger car elle dit être à l'arrêt de bus et devoir absolument prendre le prochain.
Un retour dans l'enfance est fréquent : il favorise peut-être un sentiment de protection face à sa faiblesse actuelle (certaines personnes reprennent le langage de leur enfance).	« J'ai vu ma maman. Elle m'a dit que j'allais avoir un beau *joujou* pour Noël. »

Le dément se construit un autre monde pour échapper à celui, réel, dans lequel il se sent un étranger, qu'il ne connaît pas ou ne reconnaît pas et qui l'inquiète.

- *La place du dément au sein de la vie communautaire*

La personne démente a une place particulière dans les établissements d'hébergement. Parfois, elle dynamise le milieu clos du service.

Elle déambule, rend visite aux autres pensionnaires, cherche souvent à entrer en communication, aussi bien avec le personnel qu'avec les autres personnes âgées.

Les personnes démentes sont souvent mieux acceptées par les pensionnaires dépressifs, qui les prennent parfois sous leur protection et voient en elles une vitalité qu'ils n'ont plus. Au contraire, les personnes âgées névrosées sont souvent dérangées par la personne démente; ayant besoin d'un cadre de vie rigide, elles voient en elle un danger pour leur sécurité et leurs habitudes. Parfois même, elles en ont réellement peur et il faut alors y accorder une grande importance pour prévenir les actes de violence.

La dépression de la personne âgée

La vieillesse rend plus vulnérable, c'est pourquoi la dépression est fréquente chez la personne âgée. À cette vulnérabilité, il faut ajouter les pertes et les deuils dans de nombreux domaines : les êtres chers, les lieux familiers, les relations sociales, les activités physiques qui désormais ne permettent plus de vivre comme avant.

La dépression se caractérise par la tristesse, l'accablement, le pessimisme, le désespoir, le vide. La repérer chez la personne âgée n'est pas évident.

Elle présente un caractère insidieux et ses manifestations sont moins nettes que chez les personnes plus jeunes. De plus, elle peut se confondre avec d'autres affections et est souvent accompagnée de maladies physiques.

- *Les manifestations de la dépression*

On retrouve des plaintes psychosomatiques, de l'apathie, de la fatigue, de l'inquiétude, une impression de vide, un ralentissement psychomoteur, de l'anorexie avec perte de poids, de l'insomnie, une perte du plaisir et d'intérêt pour la plupart des activités.

Il arrive que les personnes expriment leurs émotions en somatisant plutôt qu'en les verbalisant.

Quelques points d'observation peuvent aider à reconnaître la dépression :

- les troubles de l'humeur : tristesse, douleur morale intense;
- une perturbation de la vie affective : peur, anxiété, colère, sentiment d'échec, de culpabilité, désir de mort (voir p. 119, *le suicide*);
- une perturbation de la vie cognitive : indécision, diminution de l'attention, de la concentration, soucis, désespoir, idées suicidaires;
- des perturbations somatiques : pleurs, agitation, troubles du sommeil et de l'appétit, constipation;
- une perte de l'estime de soi : sentiment d'être inutile, mauvais, encombrant.

- *Rôle de l'aide soignant*

- Avoir une attitude de respect et de compréhension :
  - ne pas sermonner la personne : elle souffre, sa volonté n'est pas en cause;
  - la laisser exprimer ses sentiments;
  - lui manifester de l'estime et de la confiance;
  - ne pas vouloir la rassurer à tout prix par des moyens de persuasion qui pourront lui paraître désuets : à certains stades, la personne dépressive peut interpréter cette attitude comme un manque de compréhension vis-à-vis de sa souffrance;
  - l'aider à verbaliser ses difficultés.
- Essayer de trouver les centres d'intérêt qu'elle avait antérieurement :
  - lui proposer de participer à des activités simples;
  - l'encourager à prendre des décisions, lui proposer des choix;
  - faire preuve de patience lorsqu'une conduite indécise se manifeste.
- L'aider à rencontrer d'autres personnes : éviter un trop long temps d'isolement; parfois, il sera nécessaire de lui procurer un appareillage qui lui facilitera la communication en cas de surdité ou de mauvaise vision.
- Lui proposer des choix alimentaires, essayer de repérer ses goûts.
- Aménager ses temps de sommeil : veiller au silence, au confort, aider la personne à établir une routine au coucher.
- Limiter la période de repos : encourager la personne à se lever, qu'elle ne reste pas au lit toute la journée.

Les comportements réactionnels

Les troubles mentaux, en particulier les états névrotiques, peuvent mener à des comportements réactionnels telles une régression (qui se traduit par une conduite de démission, de dépendance face à l'entourage), des modifications caractérielles et des conduites déviantes (pouvant aller jusqu'à la coprophagie c'est-à-dire manger ses matières fécales).

- *L'alcoolisme*

Réaction fréquente chez la personne âgée, l'alcoolisme fait partie des moyens qu'elle utilise pour combattre l'angoisse. Il faut savoir qu'elle est beaucoup plus fragile que d'autres à ses effets néfastes.

- *Les fugues*

La définition usuelle est la suivante : fuite du lieu de vie habituel.

Il peut s'agir :

- d'un désir de retrouver ses murs, ses meubles (cela arrive surtout lorsque la personne âgée vit en institution);
- d'une inconscience : la personne dépasse les limites de l'établissement pour aller vagabonder;
- d'un désir de fuire un milieu ressenti comme hostile dans lequel elle a peur, auquel elle se sent complètement inadaptée et ne peut s'intégrer. La fugue du malade handicapé psychique correspond plutôt à cette motivation.

Le **rôle de l'aide-soignant** est alors de repérer ce qui se passe au moment de la fugue :

- les événements qui la provoquent;
- la régularité : survient-elle aux mêmes heures?
- comment réagit la personne à son retour?
- que dit-elle?
- s'agit-il d'attitudes qu'elle a ressenties comme agressives à son égard?
- le nombre de personnes autour d'elle lui fait-il peur?
- les lieux sont-ils ressentis comme une source d'anxiété?
- les efforts d'adaptation demandés sont-ils impossibles à supporter pour elle?

Dans la mesure du possible, il faut dialoguer avec elle. Les moyens employés et les attitudes à avoir pour éviter ces fugues seront différents selon la cause de la fugue et ce qui la motive.

- *Le suicide*

Le suicide peut se définir comme un acte destiné à mettre fin à sa propre vie. Bien que peu souvent évoqué, il est une cause importante de décès chez les personnes âgées.

Elles sont plus vulnérables, leurs mécanismes de défense étant moins efficaces et demandant une énergie qu'elles n'ont plus. Le taux augmente encore plus chez les malades atteints d'une psychose (voir p. 122). Il faut aussi noter que les hommes se suicident davantage que les femmes.

- Le suicide est un *langage* : il veut toujours dire quelque chose.
- Il est une *fuite de la réalité* : celle-ci est vécue comme intolérable, sans solutions positives.

- Il traduit un *sentiment d'abandon* : « je ne supporte plus cet isolement, cette solitude. »
- Il exprime un *désespoir* : tout espoir d'amélioration est perdu, ce n'est plus la peine de lutter.

Comment évaluer le risque?

- La personne a déjà fait des tentatives antérieures.
- Elle est atteinte d'une psychose.
- Elle est reconnue comme étant dépressive.
- Elle fait des déclarations évidentes ou voilées concernant ses intentions.
- Elle change de comportement, s'isole, devient plus triste.
- Elle exprime un sentiment de désespoir face à une maladie qu'elle ressent comme dévalorisante ou insupportable.
- Elle a subi des deuils répétés.
- Elle se trouve démunie, vit dans la pauvreté qu'elle ne supporte plus.

Rôle de l'aide-soignant

Assurer la sécurité	Ne pas oublier d'utiliser les moyens de sécurité existants, blocage des fenêtres par exemple Placer hors de portée les objets, matériels ou produits dangereux Surveiller les déplacements et s'inquiéter des absences anormalement prolongées
Écouter activement la personne	Lui témoigner de l'intérêt, porter une attention particulière à ce qu'elle dit Par notre attitude, faire naître une relation de confiance
Observer la personne	Prendre en compte une anxiété croissante et guetter ses changements d'humeur Connaître ses goûts, ses désirs Chercher à mieux la connaître afin de l'aider à trouver une raison d'espérer
Promouvoir un soutien	Encourager les membres de sa famille, les aider à comprendre son état Régler si possible avec elle les problèmes, des plus simples aux plus compliqués Centrer sa réflexion sur des événements positifs qui existent ou peuvent être créés
Ne pas porter de jugement	Faire preuve de compréhension : la personne a besoin d'être acceptée pour s'accepter elle-même

Conclusion

Malgré tout ce que l'on peut faire pour les personnes atteintes de démences ou de troubles mentaux, nous les voyons petit à petit s'éloigner de nous. Le soignant éprouve un sentiment d'échec mais aussi une interrogation : dans quel monde mystérieux inconnu s'enfoncent-elles? Et pourquoi?

CHAPITRE 13

Les personnes handicapées psychiques vieillissantes

Comme l'ensemble de la population, les personnes âgées handicapées psychiques bénéficient d'une espérance de vie plus longue qu'autrefois. Elles sont plus nombreuses à vivre au-delà de 60 ans.

Le handicap psychique est la conséquence d'une maladie évolutive. Ses causes sont encore très méconnues. Des hypothèses avancent que plusieurs facteurs ajoutés les uns aux autres déclencheraient la maladie. Un à deux pour cent de la population serait concernée, sans différenciation de classes. Cette proportion semble identique dans tous les pays.

L'objectif actuel de la santé mentale est de maintenir le plus longtemps possible ces personnes insérées dans la société; pour cela, il leur faut un accompagnement adapté à leurs besoins.

Dans les conditions requises, certains malades peuvent vivre en milieu ordinaire.

LE VÉCU ET LA VIEILLESSE

La vieillesse est un moment inséparable de l'ensemble de l'existence. Elle se situe dans la continuité du développement humain. Dès l'enfance, l'homme apprend à conserver son équilibre mental par des attitudes appropriées et continue à développer cette capacité tout au long de sa vie.

Le vécu du malade psychique

Ces malades, qui gardent toute leur intelligence, ont présenté au cours de leur vie des troubles avec une alternance d'états perturbés et d'états calmes. Lors de crises plus importantes, ils ont dû être hospitalisés. De ces épisodes de vie mouvementés, il résulte que certains :

- n'ont pas pu avoir de vie professionnelle;
- ont dû renoncer à la famille qu'ils auraient aimé fonder;
- ont dû rester chez leurs parents jusqu'à un âge avancé.

Le vieillissement spécifique du malade psychique

Déficiences acquises au cours de la vie	Attitudes observées
Centres d'intérêts déficitaires Manque de concentration chronique Difficultés à suivre un plan d'action Incapacité à suivre la « norme » Décalage avec la vie en société Corps fatigué qui a dû mener une lutte incessante contre la maladie et sur lequel les médicaments ont eu des effets secondaires néfastes	Laisser-aller Repli sur soi Isolement, mutisme Fuite de la vie en société Refus ou impossibilité : – de suivre un règlement; – de participer à des activités. Colères soudaines Révoltes Attitudes d'opposition Manque de mémoire, de concentration

✏ Ces personnes entrent dans la vieillesse avec un déficit aggravé. Les activités et les soins devront en tenir compte.

Notions brèves sur les maladies psychiques les plus courantes

Le terme « folie » est encore largement utilisé. Il évoque globalement les personnes atteintes de troubles mentaux ayant des idées « hors normes », estimées contraires à la raison, à la sagesse. La folie et l'aliénation mentale ont une signification très voisine : *alienus* signifie « étranger, qui appartient à un autre ». Les troubles passagers ou permanents rendent l'aliéné ou fou étranger à lui-même. Les sujets atteints étaient enfermés pendant des siècles dans des asiles en dehors des villes. Traités comme des prisonniers, placés parfois dans des cages, enchaînés, enfermés sans limitation de temps. Ils n'avaient aucun droit, pas de carte d'identité, pas le droit de se défendre. En 1990, le statut de ces malades devient conforme à la dignité de la personne. Mais avant cette date, le docteur Pinel avait obtenu un changement majeur en faisant reconnaître l'aliénation ou folie comme étant une maladie permettant ainsi une amélioration des conditions de vie pour ces personnes désormais considérées comme malades. Les médecins aliénistes ont continué à œuvrer dans ce sens. À partir de cette période, les observations et descriptions effectuées par les médecins sur les principales caractéristiques de certains états psychiques ont permis de nommer ces maladies. Leurs causes ne sont pas encore totalement connues. Des hypothèses sont avancées mais il n'existe pas de vraies certitudes, c'est pourquoi elles restent difficiles à diagnostiquer, ce que l'entourage a souvent du mal à comprendre.

La schizophrénie

Comme sa racine l'indique (*schizo* signifie en grec « fendre, séparer partager »), la schizophrénie est caractérisée par la dissociation.

- *Principales caractéristiques*
  - L'activité du cerveau perd son unité et sa cohérence.
  - Le schizophrène interprète mal les informations venues de l'extérieur, il est incapable d'exprimer ses idées; elles restent bloquées.
  - Son attention et sa concentration se relâchent.
  - Il présente un appauvrissement de l'affectivité et des réactions émotionnelles.
  - Il perd son intérêt pour les relations interpersonnelles et pour le monde extérieur.
  - Il s'isole dans sa fantaisie.
  - Il est victime d'hallucinations et de délires.

<u>Les hallucinations</u>

Le malade perçoit des choses qui n'existent pas dans la réalité.

Il existe plusieurs sortes d'hallucinations.

• **Les hallucinations auditives :** ce sont des sons ou des discours réellement entendus. Il peut y avoir une ou plusieurs voix, venant de personnages connus ou inconnus; elles sont localisées. Entendues dans une oreille ou dans les deux, elles chuchotent ou viennent de loin. Elles transmettent un message et la personne dialogue avec elles.

• **Les hallucinations visuelles :** ce sont des apparitions de lueurs de personnages ou de scènes diverses.

• **Les hallucinations olfactives :** perception d'odeurs inexistantes.

• **Les hallucinations tactiles :** sensations de brûlures, de fourmillements (impressions d'insectes grouillant sous la peau ou d'objets gênants implantés dans le corps).

• **Les hallucinations psychiques :** les perceptions ne passent pas par les sens, elles s'imposent directement dans la tête et sont ressenties comme étant réelles.

<u>Les délires</u>

Les délires sont des constructions mentales fausses : la personne fait de fausses interprétations à partir d'observations vraies. L'erreur de jugement ne peut être éliminée. Aucun argument ne peut la convaincre. La personne délirante a la certitude qu'elle est totalement dans la vérité. Ce sont les autres qui se trompent ou ne savent pas.

• **Le délire de persécution :** la personne atteinte a la conviction qu'on veut lui nuire. Elle vit dans la crainte.

• **Les idées de grandeur :** la personne atteinte se sent capable de tout et au-dessus de tout et de tous.

• **Les délires d'influence :** la personne atteinte croit être sous l'emprise d'une force extérieure. Tout ce qu'elle dit ou fait lui est dicté par une puissance qui la domine.

• **Les délires mystiques :** la personne atteinte a une mission et pense incarner Dieu, se dit envoyée par lui.

Il ne faut pas confondre ces phénomènes avec d'autres manières de déformer la réalité, comme par exemple **l'illusion**, qui est une fausse interprétation d'une expérience sensorielle réelle.

Rôle de l'aide-soignant

- *Comment identifier le début de la crise?*

Les personnes intégrées dans les hébergements ou lieux de vie vivent des périodes dites **stabilisées**. Elles mènent une vie semblable à celle que vit leur entourage, mais une rechute est toujours possible.

⚠ Quand personne ne remarque un changement, même minime, le malade court un risque de retour des crises. Les soignants ou les proches doivent donc apprendre à reconnaître les premiers signes qui les évoquent et les font craindre.

La personne change d'attitude :

- elle s'isole dans sa chambre et, si c'est au domicile, refuse d'ouvrir la porte;
- elle manifeste une peur des autres;
- elle devient incapable de prendre des initiatives, des décisions;
- elle s'habille de façon bizarre;
- elle néglige ses soins d'hygiène;
- elle a des gesticulations étranges;
- elle a des réactions hostiles;
- elle semble accablée;
- elle est anxieuse.

Ces signes deviennent de plus en plus fréquents et de plus en plus importants.

- *Que faire lorsque les crises se manifestent?*

✏ L'aide-soignant doit observer ce qui provoque la crise et l'accentue : une visite, certains bruits, certains comportements ou la vue de certaines personnes de l'entourage; cela peut aussi être lié à l'arrêt des médicaments ou à une diminution des doses.

L'aide-soignant doit également essayer :

- d'identifier les situations qui augmentent l'anxiété;
- de repérer le moment ou les hallucinations se manifestent.

- *Que faire face aux délires et aux hallucinations?*
  - Ne pas chercher à persuader le malade qu'il se trompe : l'opposition est néfaste et ne peut qu'accroître son angoisse de ne pas voir la même chose.
  - Ne pas aller dans le sens du malade : il faut souligner la différence entre sa réalité et la réalité (dire que vous croyez qu'il voit tout cela mais que ce n'est pas votre cas).
  - Ne pas rire de ses déclarations : la personne vit une souffrance.
  - Réduire le bruit extérieur : éteindre la télévision, la radio, isoler si besoin la personne dans un endroit calme.
  - Représenter la réalité : donner des points de repère.
  - Observer si la personne devient plus agitée.
  - Faire retomber la tension :
    – rester calme même si l'on a peur.
    – ne pas harceler de questions;
    – exprimer la compréhension face à sa souffrance;
    – ne pas s'imposer physiquement même si c'est pour le consoler (par exemple ne pas prendre le malade dans ses bras);
    – ne pas le maîtriser par la force.
  - Provoquer une réflexion avec d'autres soignants est une sage décision.

La maladie bipolaire ou maniaco-dépressive

- *Principales caractéristiques*

Souvent évoquée et connue, la maladie bipolaire et maniaco-dépressive (dite encore maladie de l'humeur) se traduit effectivement par une humeur changeante. Elle est périodique et évolue en phases successives de dépressions et de manies.

La représentation de soi fluctue entre le manque de confiance et la certitude d'être exceptionnel. Il existe des difficultés de concentration.

L'alcoolisme est fréquent et le risque suicidaire est très élevé : 30 fois supérieur à celui de la population générale.

Les relations avec les proches sont toujours conflictuelles.

Voici quelques signes permettant de repérer les deux épisodes successifs de la maladie, à savoir la manie et la mélancolie.

	La manie	La mélancolie
Définition	La manie est un état d'excitation : la personne se sent libérée, sans aucune limite, et nantie de tout pouvoir.	La mélancolie est un état de dépression qui entraîne une perte d'intérêt pour le monde extérieur accompagnée d'une impossibilité à investir de nouveaux centres d'intérêts.

suite ➤

	La manie	La mélancolie
Signes*	Le malade parle de façon intarissable, crie, chante, se met en colère, aime se donner en spectacle.	Le malade ne parle pas, devient triste, ses pensées et ses mouvements se ralentissent, ses occupations habituelles deviennent pénibles; prendre des initiatives devient impossible.
	L'insomnie est un signe capital du début de la crise. Le malade, dans des cas extrêmes, peut passer plusieurs nuits sans dormir : il n'en éprouve pas le besoin.	L'insomnie est un signe capital du début de la crise et persiste tout au long de celle-ci.
	La physionomie est très mobile : le visage reflète tous les états affectifs (joie, irritation); les rires et les pleurs alternent.	La physionomie est figée : elle exprime la tristesse, le visage reflétant la douleur, l'accablement, l'anxiété.
	Le malade est envahi par une joie de vivre. Il est euphorique, plein d'optimisme, bouillonne d'idées, déborde de projets et multiplie ses activités.	Le malade est envahi par un sentiment de malheur, de lassitude, une grande douleur. Il a un regard négatif sur lui, sur le monde et sur l'avenir.
	Le contact est facile. Le malade passe d'une attitude enjôleuse et chaleureuse à l'agressivité verbale ou gestuelle. Les réactions peuvent être hargneuses agressives, caustiques.	Le contact est lent à s'établir. L'attitude est modeste, avec des expressions d'inquiétude, de culpabilité, de désespoir. La dégradation de sa perception de lui-même et du monde atteint un point de non-retour.
	Le malade est agité : il est sans cesse en mouvement. Sa force musculaire est accrue; il est infatigable. Les actes s'accompagnent d'un grand désordre : les mouvements sont inadaptés.	Le malade est inerte, il est paralysé par un sentiment d'impuissance. Sa fatigue est intense, il se sent comme paralysé : les actes les plus simples sont difficiles à exécuter.
	Le malade saute d'une idée à l'autre : il n'est plus maître de sa pensée.	Le malade a très peu d'idées; elles sont imprégnées de douleur morale. Il peut cependant avoir des moments intenses de créativité, mais a peu de mémoire. Ses idées sont fortes; il est capable de profondes méditations.
	Les dépenses inconsidérées sont caractéristiques de la manie : achats coûteux et inutiles.	

➤

suite ➤

	La manie	La mélancolie
Signes*	L'alimentation est considérée comme une perte de temps ou, à l'inverse, le malade devient boulimique.	Il existe souvent une perte de l'appétit.
	Il peut y avoir des négligences sur le plan de l'hygiène, de l'habillement : le malade ne se lave plus, ne se coiffe plus, remet des vêtements sales. Son activité ininterrompue ne lui laisse plus de temps pour prendre soin de lui.	Il peut y avoir des négligences sur le plan de l'hygiène, de l'habillement : le malade ne se lave plus, ne se coiffe plus, remet des vêtements sales. Il n'a plus la force et le courage de prendre soin de lui.

** Les signes ici décrits ne sont que des points de repère. Ils peuvent être plus ou moins accentués et leurs différentes formes définissent le degré de gravité de la maladie.*

Ces états alternent avec des épisodes de rémission.

- *Rôle de l'aide-soignant*

Lorsque l'aide-soignant repère, chez la personne âgée, les signes décrits plus haut, il prévient l'équipe (on ne peut intervenir seul) et ensemble ils doivent :

- inspirer la confiance :
  - être disponible et à l'écoute lorsqu'elle exprime ses sentiments,
  - être patient et tolérant,
  - être proche de sa détresse,
  - exprimer de la compréhension;
- aider la personne à reprendre confiance en elle :
  - ne pas rejeter en bloc ses projets,
  - trouver un compromis qui lui permette d'avancer avec succès,
  - trouver un équilibre entre ses priorités et ses capacités,
  - expliquer sans passion ce qui choque,
  - ne pas prendre toutes les décisions à sa place,
  - l'aider à se concentrer sur les tâches nécessaires pour prendre soin d'elle;
- garder les repères simples de la vie normale tels que :
  - se laver, manger, s'habiller,
  - lui faire admettre que certaines règles sont à respecter,
  - la faire participer aux décisions concernant les activités de la vie quotidienne,
  - l'aider à respecter son entourage,
  - l'aider à lutter contre l'oisiveté, chercher ce qui peut l'inciter à se mobiliser,
  - éviter le bruit : trop de bruit, trop d'activités, trop de monde, augmentent la confusion et l'angoisse.

La paranoïa

- *Principales caractéristiques*

La psychorigidité

Le paranoïaque est raide, dur, sévère, inflexible. Il est également méfiant, peu sociable, susceptible, agressif et souvent jaloux.

La méfiance

Il adopte une attitude de vigilance vis-à-vis de son entourage qu'il soupçonne de malveillance à son égard : il se méfie des « complots » qui pourraient être dirigés contre lui. Sa méfiance se traduit par une hypervigilance. Ne donnant sa confiance à personne, il interprète les actions des autres comme visant à lui nuire (tout le monde lui veut du mal).

L'hypertrophie du moi

L'hypertrophie du moi fait partie de sa personnalité. Il se surestime, a un sentiment de supériorité, de domination vis-à-vis de l'entourage. Cela se traduit dans son physique : regard hautain, port altier.

La fausseté du jugement

Il choisit toujours ce qui le conforte dans ses sentiments de grandeur et de méfiance. Son raisonnement, tout en restant logique, est truffé d'« a priori » et se base sur des idées préconçues et erronées.

L'inadaptation sociale

Le vécu conflictuel affecte sa vie familiale, professionnelle, sociale. Il en résulte un isolement social progressif lié à des échecs répétés.

Les manifestations délirantes

Des délires apparaissent parfois. Ils sont à thème de persécution : le paranoïaque confère une signification hostile aux moindres incidents de la vie courante; pour lui, rien ne vient par hasard. Il se sent surveillé, quelque chose se prépare contre lui, le danger est imminent. Il existe une forte participation émotionnelle : le préjudice devient le centre de toute sa vie, il lutte pour ce qu'il considère comme son bon droit. La construction de ces délires, leur clarté, leur donne un aspect plausible et logique.

- *Rôle de l'aide-soignant*

L'aide-soignant retrouvera dans les consignes précédentes le rôle et les attitudes qu'il devra avoir face à cette personnalité. Il devra retenir en particulier que le paranoïaque ne supporte ni la familiarité, ni une attitude cassante qu'il peut interpréter comme un rejet. Il ne devra pas extérioriser un agacement face au comportement de ce malade et se bornera à une attitude d'écoute qui permettra d'atténuer la tension émotionnelle du sujet. Par ailleurs, cette écoute lui permettra de repérer d'autres troubles qui pourraient survenir.

Conduite générale de l'aide-soignant

⚠ Quelle que soit l'origine de la maladie, lorsqu'un début de crise survient il doit :

- informer l'équipe : il doit sans tarder rapporter ce qu'il constate afin que le médecin intervienne rapidement – une crise plus grave peut ainsi être évitée;
- se rappeler que, dans les moments de crises, le malade :
  - n'a pas conscience de son état,
  - est en rupture avec la réalité, les événements, les choses et les êtres qui l'entourent,
  - éprouve une très grande souffrance.

Les traitements

Le suivi régulier du traitement est indispensable au maintien d'une vie indépendante ou semi-indépendante.

- *Médicaments*

Les médicaments agissent sur les manifestations de la maladie mais peuvent avoir des effets secondaires sur l'organisme.

Action et effets secondaires des médicaments*		
Classement des médicaments**	**Action**	**Effets secondaires possibles**
Antidépresseurs	– Agissent sur la tristesse, l'anxiété, le découragement – Aident à sortir d'un état dépressif – Peuvent éviter une rechute	Fatigue, tremblements, sécheresse de la bouche, constipation, hypotension ou hypertension, prise de poids, effets sur le rythme cardiaque
Anxiolytiques	Agissent sur l'anxiété ou l'insomnie, les convulsions ou les tensions musculaires	Risque de dépendance, somnolence, vertiges, excitation, irritabilité
Hypnotiques	Aident au sommeil	Risque de dépendance, somnolence, vertiges, excitation, irritabilité
Neuroleptiques	– Traitent les hallucinations, le délire, les troubles de la pensée – Font baisser l'agressivité et l'anxiété	Somnolence, bouche sèche, apathie, tremblements, ralentissement de la parole et de la pensée, confusion, difficultés à la marche et trouble de l'équilibre, rigidité, mouvements involontaires, tics, prise de poids

➤

suite ➤

Action et effets secondaires des médicaments*		
Classement des médicaments**	**Action**	**Effets secondaires possibles**
Stabilisateurs et régulateurs de l'humeur	Traitent les épisodes maniaques et agissent sur les variations de l'humeur	Somnolence, vertiges, bouche sèche, troubles digestifs, nausées, diarrhées, prise de poids, manque de coordination, tachycardie, troubles visuels de l'accommodation

** Tous ces médicaments supportent mal une association avec la prise d'alcool. Les excitants en général sont à proscrire.*
*** Il s'agit d'un classement simplifié des médicaments.*

- *Rôle de l'aide-soignant face aux médicaments*

⚠ Il est important de savoir repérer un arrêt du traitement éventuel ou des effets secondaires liés à un surdosage. Si l'on constate les signes ou l'aggravation des signes décrits ci-dessus, équipe soignante et médecin devront en être avertis. Ce dernier adaptera un nouveau dosage s'il le juge nécessaire ou prescrira un traitement spécifique contre les effets secondaires.

Les arrêts du traitement sont fréquents. Le malade dira parfois qu'il a arrêté de lui-même son traitement, jugeant qu'il était guéri et n'en avait donc plus besoin, ou se plaignant des effets secondaires qu'il ne supportait plus ou prétendant que les médicaments modifiaient sa personnalité. D'autres fois, il stoppera le traitement sans rien dire, en cachette. Il considère dans la majorité des cas que la décision appartient à lui seul. Il tolère rarement qu'une tierce personne le contrôle.

✏ Discuter avec lui est souvent peine perdue. Si le malade résiste face à la remarque, ne pas insister. Vous pourriez perdre définitivement sa confiance. L'intervention de l'équipe et surtout du médecin peut parfois le faire changer d'avis, mais bien souvent la rechute est inévitable. Elle se traduit par le retour de fortes angoisses, les signes de la maladie se manifestent à nouveau. Il faut recommencer les soins, parfois ré-hospitaliser.

⚠ La psychiatrie est très ferme sur ce sujet : elle ne soigne pas un malade contre son gré, sauf s'il devient dangereux pour lui-même ou pour son entourage.

La présence régulière de l'aide-soignant auprès de ces personnes associée à sa vigilance lui permettent de repérer des changements, de transmettre des informations utiles, d'alerter l'équipe soignante et le médecin, ce qui lui confère un rôle primordial.

LIEUX DE VIE ET STRUCTURES D'ACCUEIL DESTINÉS AUX PERSONNES ÂGÉES HANDICAPÉES PSYCHIQUES

Comme pour la personne âgée en général, la personne âgée handicapée psychique aura recours à diverses structures pour répondre à ses besoins.

Ces derniers évoluent en fonction de son état de santé, de l'avancement de la vieillesse et de la disparition des « aidants naturels » (parents, fratries ou autres proches). Trois critères sont à prendre en compte :

- être soigné dans la dignité;
- avoir une stabilité;
- avoir un accompagnement adapté à son handicap.

Lieux de vie de la personne handicapée psychique vieillissante	Rôle de l'aide-soignant
Un appartement Un foyer logement, comme toute autre personne âgée Un foyer de vie éclaté (pour celles qui sont suffisamment autonomes)	Rôle d'accompagnement à la vie : – aide à l'alimentation; – aide à la toilette; – encouragement à agir seul, quand c'est possible, afin qu'elle garde une certaine autonomie; – observation des comportements, des changements d'attitude.
Dans la famille	L'intervention rejoint celle des soins à domicile. L'entourage demande une aide pour assurer les soins d'hygiène. La famille a souvent besoin de parler, d'être soutenue : vivre avec un tel malade est éprouvant, son agressivité s'adressant en priorité à la famille. L'aide-soignant a donc également un rôle d'écoute et de soutien.
Dans une pension de famille	La demande d'intervention est semblable à celle que l'on retrouve dans les soins à domicile assurés par les services d'accompagnement et d'aide à domicile.
En maison de retraite ordinaire (qui les accueille parfois mais souvent avec réticence, craignant de déstabiliser les autres pensionnaires)	Tenir compte du handicap de la personne et se référer aux recommandations évoquées dans les paragraphes précédents.
En maison de retraite spécialisée (certaines sont intégrées au sein de l'hôpital psychiatrique)	L'aide-soignant assure un travail en équipe avec des collègues spécialisés dans les soins psychiatriques.

Comme il a déjà été précisé : la reconnaissance des signes d'alerte de crise est d'une importance primordiale.

Le soin aux personnes handicapées psychiques relève d'une compétence particulière. Les aides-soignants n'ont pas toujours reçu une formation adaptée aux besoins spécifiques de ces personnes. Par ailleurs, leur lieu de vie sera de plus en plus fréquemment inséré dans la société. C'est pourquoi l'aide-soignant devra continuer à se former dans ce domaine.

CHAPITRE 14

La douleur

La prise en charge de la douleur a été pendant longtemps négligée.
Il existe actuellement une volonté de changer cette attitude. Des médecins mobilisent l'opinion publique et interpellent leurs confrères afin qu'ils améliorent leur pratique. Des mesures politiques visent à élargir et à préciser quels sont les dispositifs à mettre en place.
Le rôle de l'aide-soignant au sein de l'équipe soignante est fondamental dans cette prise en charge.

QU'EST-CE QUE LA DOULEUR ?

Une définition de la douleur a été établie par l'Association internationale d'étude de la douleur (IASP) en 1979.

Elle est décrite comme « une réaction sensorielle et émotionnelle désagréable associée à un dommage tissulaire, réel ou potentiel, ou décrite en termes d'un réel dommage ».

Dans cette définition, nous retrouvons :

- la composante *sensitive* — la douleur peut être localisée, son intensité décrite;
- la composante *affective* — la douleur est insupportable, angoissante, déprimante.

Neurophysiologie

La douleur correspond à des mécanismes physiologiques. Les récepteurs de la douleur sont appelés « nocicepteurs ».

Le message douloureux est transmis par les fibres nerveuses qui atteignent la moelle au niveau de la corne postérieure puis remontent jusqu'au cerveau en parcourant la moelle sur toute sa hauteur.

La douleur « nociceptive » est ressentie lorsque le système nerveux est informé d'une perturbation touchant un secteur corporel. (Il est à noter que la douleur peut aussi résulter d'une anomalie du système nerveux, témoin la douleur « fantôme » des amputés qui continuent à souffrir de leur membre coupé.)

Des substances chimiques libérées lors d'un mécanisme traumatique interviennent dans le processus de la douleur : elles sont « algogènes ». Elles agissent surtout au niveau de la peau et des articulations lors de réactions inflammatoires.

Les différentes perturbations qui provoquent la sensation douloureuse sont appelées « stimuli ». Il peut s'agir de brûlures, piqûres, d'écrasement ou d'ischémie. Elles peuvent être cutanées, musculaires, viscérales ou articulaires.

Les nerfs qui relient les organes périphériques à la moelle épinière sont composés de différents types de fibres qui conduisent l'influx nerveux à différentes vitesses :

- le nerf sensitif d'origine cutanée possède des fibres de gros diamètre avec une gaine de myéline importante; ces fibres réalisent une *conduction rapide* de l'influx nerveux;
- d'autres fibres plus fines avec des gaines de myéline de faible épaisseur réalisent une *conduction plus lente;*
- enfin, certaines fibres sont totalement dépourvues de gaine de myéline, leur vitesse de *conduction est lente*.

Les différents types de douleur

	Douleur rapide	Douleur lente
Caractéristiques	Vive, à type de piqûre bien localisée, diffusée, instantanée.	Sourde, à type de brûlure d'installation plus lente.
Évolution	Durée brève, pas de tonalité affective.	Durée prolongée, réaction affective et végétative.
Effets des analgésiques	Non bloquée par la morphine.	Bloquée par la morphine.

Comparaison entre la douleur aiguë « symptôme » et la douleur chronique « maladie »	
Douleur aiguë symptôme	**Douleur chronique maladie**
• Elle est utile : c'est un signal d'alarme; • elle protège de complications.	• Elle est inutile; • elle détruit; • c'est une maladie à part entière.
Il existe un facteur déclenchant :	*Plusieurs facteurs sont en causes :*
• Il s'agit d'une réaction; • elle est la manifestation temporaire d'un dysfonctionnement de l'organisme.	• Elle est habituelle et continue; • se prolonge dans le temps.
Elle produit de l'anxiété :	*Elle amène la dépression :*
• La cause peut être traitée.	• Elle atteint le corps; • elle a une dimension psychologique, sociologique.

ÉVALUATION DE LA DOULEUR

La douleur est perçue différemment par chaque être, elle est propre à celui qui la vit. Elle peut être influencée par l'expérience et la connaissance antérieure :

- du même phénomène douloureux;
- de la connaissance de la cause;
- de la signification attribuée à la douleur;
- de l'état général du sujet;
- de son état mental et émotionnel;
- de sa personnalité, son éducation;
- de son environnement.

L'échelle DOLOPLUS

Comme nous le verrons dans le paragraphe sur la douleur de la personne âgée. Le sujet âgé a des difficultés pour reconnaître sa douleur. Dans les deux tiers des cas, il ne sait pas l'évaluer (*Soins Gérontologie* n° 19, 1999) C'est pourquoi après trois ans d'expérimentation dans de nombreux services de gériatrie francophones, une échelle appelée DOLOPLUS 2 a été officiellement reconnue et validée le 28 janvier 1999 (pages 136 et 137).

Elle est considérée comme l'outil le mieux adapté pour évaluer la douleur des personnes âgées.

L'échelle est accompagnée de conseils d'utilisation destinés à tous les utilisateurs — médecins, infirmiers, aides-soignants. Ils sont les suivants :

- L'utilisation nécessite un apprentissage.
- Coter en équipe pluridisciplinaire (médecin, infirmier, aide-soignant et autres intervenants). À domicile, la famille peut être associée à la cotation.
- Intégrer l'échelle dans le dossier de soins.
- Ne rien coter en cas d'item inadapté. Plusieurs cas peuvent se présenter : par exemple, si le patient est dans le coma, la cotation se fera sur les items somatiques. Il se peut aussi que chez un nouveau malade toutes les données ne soient pas connues.
- Faire une réévaluation des scores; elle sera biquotidienne jusqu'à la sédation des douleurs, puis la fréquence variera en fonction des observations. Une courbe sera établie, elle mémorisera l'évolution des scores.

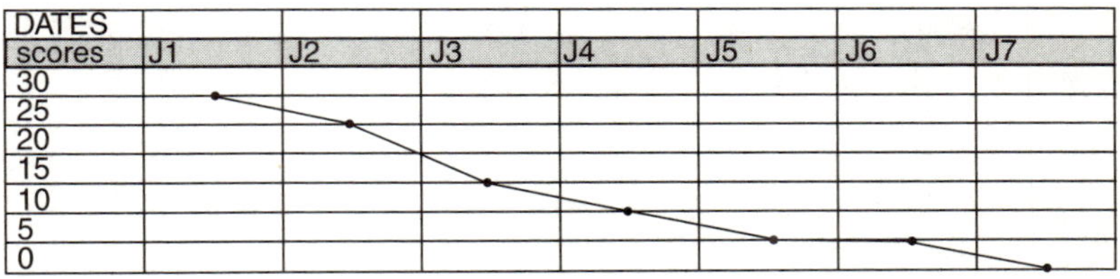

- Ne pas comparer les scores de différents patients, seule l'évolution de la courbe du patient concerné est à prendre en compte.
- En cas de doute, ne pas hésiter à faire un test thérapeutique-antalgique adapté. Ceci relève de la prescription médicale : le rôle de l'aide-soigant est de transmettre ce qu'il observe au cours des soins, sur les manifestations de la douleur et sur leur évolution après le nouveau traitement.

Échelle doloplus*		Dates			
NOM : Prénom : Service :					
RETENTISSEMENT SOMATIQUE					
1. Plaintes somatiques	• pas de plainte • plaintes uniquement à la sollicitation • plaintes spontanées occasionnelles • plaintes spontanées continues	0 1 2 3	0 1 2 3	0 1 2 3	0 1 2 3
2. Positions antalgiques au repos	• pas de position antalgique • le sujet évite certaines positions de façon occasionnelle • position antalgique permanente et efficace • position antalgique permanente inefficace	0 1 2 3	0 1 2 3	0 1 2 3	0 1 2 3
3. Protection de zones douloureuses	• pas de protection • protection à la sollicitation n'empêchant pas la poursuite de l'examen ou des soins • protection à la sollicitation empêchant tout examen ou soins • protection au repos, en l'absence de toute sollicitation	0 1 2 3	0 1 2 3	0 1 2 3	0 1 2 3
4. Mimique	• mimique habituelle • mimique semblant exprimer la douleur à la sollicitation • mimique semblant exprimer la douleur en l'absence de toute sollicitation • mimique inexpressive en permanence et de manière inhabituelle (atone, figée, regard vide)	0 1 2 3	0 1 2 3	0 1 2 3	0 1 2 3
5. Sommeil	• sommeil habituel • difficultés d'endormissement • réveils fréquents (agitation motrice) • insomnie avec retentissement sur les phases d'éveil	0 1 2 3	0 1 2 3	0 1 2 3	0 1 2 3

RETENTISSEMENT PSYCHOMOTEUR					
6. Toilette et/ou habillage	• possibilités habituelles inchangées • possibilités habituelles peu diminuées (précautionneux mais complet) • possibilités habituelles très diminuées, toilette et/ou habillage étant difficiles et partiels • toilette et/ou habillage impossibles, le malade exprimant son opposition à toute tentative	0 1 2 3	0 1 2 3	0 1 2 3	0 1 2 3
7. Mouvements	• possibilités habituelles inchangées • possibilités habituelles actives limitées (le malade évite certains mouvements, diminue son périmètre de marche, …) • possibilités habituelles actives et passives limitées (même aidé, le malade diminue ses mouvements) • mouvement impossible, toute mobilisation entraînant une opposition	0 1 2 3	0 1 2 3	0 1 2 3	0 1 2 3
RETENTISSEMENT PSYCHOSOCIALE					
8. Communication	• inchangée • intensifiée (la personne attire l'attention de manière inhabituelle) • diminuée (la personne s'isole) • absence ou refus de toute communication	0 1 2 3	0 1 2 3	0 1 2 3	0 1 2 3
9. Vie sociale	• participation habituelle aux différentes activités (repas, animations, ateliers thérapeutiques, …) • participation aux différentes activités uniquement à la sollicitation • refus partiel de participation aux différentes activités • refus de toute vie sociale	0 1 2 3	0 1 2 3	0 1 2 3	0 1 2 3
10. Troubles du comportement	• comportement habituel • troubles du comportement réactionnel itératif • troubles du comportement réactionnel permanent • troubles du comportement permanent (en dehors de toute sollicitation)	0 1 2 3	0 1 2 3	0 1 2 3	0 1 2 3
	SCORE				

* Wary B., Collectif DOLOPLUS. Doloplus-2, une échelle pour évaluer la douleur. *Soins Gérontologie*, *19*, 1999.

- L'échelle cote la douleur, et non pas la dépression, la dépendance ou les fonctions cognitives. il s'agit de repérer les changements dûs à la douleur.
- Ne pas recourir systématiquement à DOLOPLUS. N'utiliser cette échelle que si l'auto-évaluation est exclue ou en cas de doute.

Afin de permettre une juste interprétation des mots, un lexique accompagne le tout.

Plaintes somatiques : le patient exprime sa douleur par la parole, le, ou les cris : pleurs, gémissements.

Position antalgique au repos : position corporelle inhabituelle visant à éviter ou à soulager la douleur.

Protection de zones douloureuses : le malade protège une ou plusieurs zones de son corps par une attitude ou certains gestes de défense.

Mimique : le visage semble exprimer la douleur au travers des traits (grimaçant, tirés, atones) et du regard (regard fixe, vide, absent, larmes).

Toilette et ou habillage : évaluation de la douleur et/ou l'habillage, ou avec aide.

Mouvements : évaluation de la douleur dans le mouvement : changement de position-transferts, marche, seul ou avec aide.

Communication : verbale ou non verbale.

Vie sociale : repas, animations, activités, ateliers thérapeutiques, accueil des visites, etc.

Troubles du comportement : agressivité, agitation, confusion, indifférence, glissement, régression, demande d'euthanasie, etc.

MANIFESTATIONS DE LA DOULEUR

L'aide-soignant observe :

- *un visage* : grimaçant, crispé, tendu, larmoyant qui exprime l'anxiété. Il peut être pâle, inondé de sueurs; parfois le visage révèle l'épuisement corporel;
- *l'attitude physique* de la personne : elle se replie sur elle-même, prend une position antalgique ou adopte la position fœtale;
- *ses mouvements* : elle se masse ou garde sa main sur le point douloureux;
- *au contact physique* : elle fait des grimaces aux changements de position, elle exprime une plainte, elle gémit; les muscles sont tendus, crispés;
- elle peut s'agiter, crier, devenir confuse, délirer.

Lorsqu'il existe une **douleur aiguë**, le visage est grimaçant, il exprime l'anxiété.

En revanche, lorsque le patient ressent des **douleurs chroniques**, son visage exprime plutôt l'épuisement.

Parfois la personne se désintéresse de ce qui se passe autour d'elle. Elle ne communique plus, ne réagit plus : il peut s'agir de ce que l'on appelle **la douleur totale**.

La douleur totale englobe le physique, le mental, le social et le spirituel.

extrême faiblesse	origines somatiques ↓	pathologies, agression physique subie par l'organisme
sensation d'abandon, fatigue chronique, perte de l'image corporelle	dépression ← **douleur totale** → exaspération	irritabilité, agressivité, agitation, cris
crainte de la mort, angoisse de mort, inquiétude au sujet de la famille	↑ anxiété	crainte de la douleur, perte du contrôle corporel, incertitude au sujet du futur

RÔLE DE L'AIDE-SOIGNANT FACE À LA DOULEUR DE LA PERSONNE ÂGÉE

Diagnostic infirmier : altération du bien-être : douleur.

La personne âgée se plaint souvent de douleur que l'on ne peut pas toujours identifier. Elle ne sait pas la localiser et dit « j'ai mal partout »; ses douleurs sont diffuses. Les maladies chroniques dont elle est victime s'accompagnent de douleurs aiguës ou chroniques.

Sa perception de la douleur baisse à cause de certains changements au niveau des tissus — il existe des retards dans la transmission nerveuse.

Les **douleurs chroniques** les plus fréquentes sont les douleurs musculaires, arthritiques, les névralgies, les douleurs vasculaires, les douleurs associées à des cancers et les douleurs « fantômes ».

Quelquefois la personne âgée ne se plaint pas mais ses réactions laissent percevoir sa souffrance. Parfois elle n'en parle pas et peut aller jusqu'à la nier.

C'est souvent l'aide-soignant qui doit alerter le médecin et les infirmiers sur des signes observés et constatés, évoquant la souffrance.

Rôle de l'aide-soignant

L'aide-soignant doit toujours prendre en considération une plainte et n'a pas alors à juger si la douleur existe ou pas : dans des situations identiques, les personnes n'ont pas forcément les mêmes réactions ni la même perception de la douleur.

Lorsqu'une personne se plaint, tout doit être fait pour soulager sa souffrance.

Vis-à-vis de la personne âgée souffrante :

- répondre aux appels de la personne âgée, l'aider à s'exprimer sur sa douleur ou sa souffrance;
- ne pas nier la douleur, surtout ne pas répondre : « à votre âge, ne vous plaignez pas! »;
- pendant les manipulations, avoir des gestes doux et lents — agir sans la bousculer ni la tirailler;
- être attentif à ce qui la soulage, observer ce qui la calme;
- la rassurer en lui tenant la main;
- faciliter son repos;
- essayer de diminuer son anxiété, l'entourer par une présence : elle se sentira en sécurité;
- trouver des activités qui peuvent la distraire de sa douleur — l'expérience prouve que cela est très efficace;
- rapporter aux infirmiers et au médecin les réactions douloureuses constatées au cours des soins;
- informer les infirmiers, le médecin quand la personne se plaint de douleurs.

L'aide-soignant et le traitement thérapeutique de la douleur

Seul le médecin prend l'initiative des prescriptions dans ce cas et dans tous les autres. Cependant, les soignants témoins des réactions du malade s'interrogent sur les traitements et, s'il n'est pas du rôle de l'aide-soignant de donner les traitements, l'aide-soignant sera parfois amené à encourager la personne à supporter son traitement.

C'est pourquoi il paraît nécessaire de donner ces informations sur les traitements.

Les médicaments prescrits contre la douleur, les **antalgiques**, sont donnés suivant un palier et sont classés :

- les antalgiques périphériques comme : l'aspirine, le *Doliprane*, la *Baralgine*, *Glifanan* + les anti-inflammatoires, etc.;
- les opiacés faibles : *Efferalgan*, *Codéine*, *Dafalgan*, le *Codoliprane*;
- les opiacés forts (narcotiques) : morphine, *Dososal.*

La **morphine**, longtemps considérée comme le médicament à utiliser dans les derniers moments ou à proscrire, est réhabilitée et considérée comme un médicament dont il ne faut pas priver la personne qui souffre.

Il faut savoir que, si la morphine est administrée à bon escient, la dépendance physique et psychique ne se produit pas. **L'accoutumance n'est pas un problème en soi** mais un phénomène qui dépend de la bonne adaptation des doses.

Certains traitements (surtout à base de morphine) ont tendance à provoquer de la constipation : **l'aide-soignant** devra surveiller et noter les selles avec plus d'attention.

Il pourra faire parler la personne sur le bienfait de son traitement : « avez-vous plus mal? moins mal? autant mal? »

Il transmettra les renseignements aux infirmiers, au médecin.

Il pourra faire part de ses observations sur l'efficacité du traitement aux infirmiers, au médecin quand il constatera au cours des soins une évolution positive ou négative après la prescription d'un traitement.
Il fera part de ses difficultés s'il doit effectuer des mobilisations ou des soins et qu'il constate un réveil de la douleur chez la personne âgée.

Remarques à propos de la douleur

Lorsque la personne souffre de confusion mentale, ne crie pas, ne se lamente pas, ne gémit pas ou ne se plaint que de malaises multiples et vagues, la douleur peut être pire que ce que l'on imagine.
La douleur engendre une régression en limitant les activités et en favorisant le repli sur soi.
Une douleur très intense est très difficile à soulager, il vaut mieux avoir une démarche préventive : prendre des médicaments dès ses premières manifestations.
Pour réussir à traiter la douleur, il faut prendre des médicaments régulièrement afin de la soulager et de la stabiliser, ce qui évitera ainsi d'augmenter les doses.
Lorsqu'une personne est traitée par narcotiques (morphine), elle somnole les premiers jours; quand la bonne posologie est trouvée, cet inconvénient disparaît.

L'aide-soignant est un acteur à part entière dans la lutte contre la douleur. Il est souvent le premier à qui la personne l'exprime. Lorsqu'elle n'en est plus capable, il saura la discerner à travers les expressions du visage et les attitudes corporelles.

CHAPITRE 15

Les soins à domicile

Depuis plusieurs années l'accroissement du nombre des personnes âgées interpelle les politiques de santé. Comment répondre aux multiples besoins de ces personnes en respectant des impératifs budgétaires?

Des caisses de retraites, des travailleurs sociaux, les retraités eux-mêmes se sont exprimés sur ce sujet. Les résultats ont fait ressortir que, majoritairement, les personnes âgées désirent rester à leur domicile, même lorsqu'un handicap diminue leur autonomie.

Par ailleurs, des études ont montré que le maintien à domicile correspond à un coût financier souvent plus faible qu'une prise en charge en institution. Ces deux constats ont été très favorables à la mise en place du maintien à domicile.

LA MISE EN PLACE DU MAINTIEN À DOMICILE

Les structures de soins

Progressivement des hôpitaux ont étendu leurs activités vers le domicile, ce sont les HAD.

Puis des associations se sont fondées. Leur objectif étant de prodiguer des soins complets, il fallait prendre en charge la totalité des besoins médico-sociaux des patients. Une organisation coordonnée de tous les intervenants était pour cela indispensable. Des services de coordination ont été mis en place comme, par exemple, les SSAD, Service de soins à domicile, les CSS, Coordinations sanitaires et sociales, etc.

La prestation spécifique dépendance PSD

Son but est d'aider au financement des aides nécessaires à la vie quotidienne des personnes âgées dépendantes. Sa création a favorisé l'essor du maintien à domicile.

Dès 1994, il a été décidé de procéder à des expériences limitées à 12 départements visant à organiser sur le plan national la prise en charge de la dépendance des personnes âgées. Il s'agissait d'organiser la gestion d'une nouvelle prestation qui leur soit spécifiquement destinée.

En 1997, une allocation qui relève de l'aide sociale accordée par les conseils généraux est définitivement mise en place. Elle est attribuée aux personnes âgées dépendantes ayant au moins 60 ans sous condition d'un plafond de ressource.
La décision concernant la prise en charge est déterminée à partir d'une observation de la personne à son domicile, par une équipe médico-sociale. Il s'agit d'évaluer son autonomie, avec un outil commun utilisé dans toute la France : la grille AGGIR (l'Autonomie, Gérontologie, Groupes Iso-Ressource).

La grille AGGIR

Des indications précises sur la méthode et les points d'observation à respecter par les évaluateurs sont contenus dans un guide. Ils concernent : la personne elle-même et la personne avec son environnement.

- *Évaluation de l'autonomie concernant directement la personne*

  La grille se compose de dix variables discriminantes : la cohérence; l'orientation; la toilette; l'habillage; l'alimentation; l'élimination; le transfert; le déplacement à l'intérieur; le déplacement à l'extérieur; la communication à distance. L'autonomie est appréciée selon trois modalités :
  - A : fait seul, totalement, habituellement, correctement.
  - B : fait partiellement, ou non habituellement, ou non correctement.
  - C : ne fait pas.

- *Évaluation des capacités de la personne par rapport à la vie quotidienne*

  Afin de repérer si la personne peut gérer la vie domestique et pour déterminer les aides qui lui sont nécessaires, sept autres variables dites illustratives sont employées. On y retrouve : gestion, cuisine, ménage, transports, achats, activités du temps libre, suivi du traitement.

- *Autres critères d'évaluation*
  - L'habitat : le type, l'accessibilité, le mode de chauffage, les sanitaires, les équipements.
  - Les conditions de vie : réseaux personnels, réseaux professionnels.
  - Les aides techniques : cannes, déambulateur, fauteuil roulant, lit médicalisé, lève-malade, chaise percée, couches alèzes, et autres.

- *Détermination des groupes GIR*

  À partir de cette grille, sont déterminés des groupes iso-ressources, les GIR.
  - **Groupe 1.** Personnes ayant perdu leur autonomie mentale, corporelle, locomotrice et sociale : *présence indispensable et continue d'intervenants.*
  - **Groupe 2.** Personnes grabataires, lucides ou démentes, déambulantes : *surveillance permanente et actions répétitives.*
  - **Groupe 3.** Personnes ayant conservé leur autonomie mentale et partiellement leur autonomie motrice : *ne nécessite pas une surveillance permanente, mais des aides plusieurs fois par jour.*
  - **Groupe 4.** Personnes qui n'assurent pas seules leurs transferts, ou qu'il faut aider pour les activités corporelles : *les aides de tiers sont indispensables au lever, aux repas, au coucher.*

- **Groupe 5.** Les personnes assurent seules leurs transferts et leurs déplacements à l'intérieur de leur logement : *elles nécessitent une surveillance ponctuelle étalée dans la semaine*.
- **Groupe 6.** Les personnes ont leur autonomie.

La grille AGGIR est utilisée :

- dans les institutions, pour déterminer dans quel service doit être maintenue la personne âgée (long séjour, ou maison de retraite, ou retour à domicile);
- par le contrôle médical des Caisses primaires d'assurance maladie pour l'accord des prises en charge de soins;
- par la Caisse nationale d'assurance maladie, afin de prévoir et d'ajuster les demandes avec les offres;
- par le Conseil général pour accorder la Prestation sociale dépendance et établir les plans d'aide.

Grille nationale AGGIR (Autonomie, gérontologie, groupe iso-ressources)	
Variables discriminantes	Variables illustratives
Cohérence .... ☐ Converser et/ou se comporter de façon logique et sensée **Orientation** .... ☐ Se repérer dans le temps, les moments de la journée et dans les lieux **Toilette (haut, bas du corps)** .. ☐ Assurer son hygiène corporelle **Habillage (haut, moyen, bas)** .. ☐ S'habiller, se déshabiller, se présenter **Alimentation** .... ☐ Se servir et manger des aliments préparés **Élimination urinaire et fécale** .. ☐ Assurer l'hygiène de l'élimination urinaire et fécale **Transferts** .... ☐ Se lever, se coucher, s'asseoir **Déplacements à l'intérieur** ...... ☐ Avec ou sans canne, déambulateur, fauteuil roulant **Déplacements à l'extérieur** ..... ☐ À partir de la porte d'entrée, sans moyen de transport **Communication à distance** ..... ☐ Utiliser les moyens de communication : téléphone, alarme, sonnette… dans le but d'alerter	**Gestion** .... ☐ Gérer ses affaires, son budget, se servir de l'argent, faire des démarches **Cuisine** .... ☐ Préparer les repas **Ménage** .... ☐ Effectuer l'ensemble des travaux ménagers **Transports** .... ☐ Prendre et/ou commander un moyen de transport (au moins une fois par semaine) **Achats** .... ☐ Faire des acquisitions directes ou par correspondance **Suivi du traitement** .... ☐ Se conformer à l'ordonnance de son médecin **Activités de temps libre** .... ☐ Avoir des activités sportives, culturelles, sociales, de loisir, de passe-temps **Fait seul totalement, habituellement, correctement : A** **Fait partiellement : B** **Ne fait pas : C**

Source : décret n° 97-427 du 28 avril 1997, *JO* du 30 avril 1997.

La télé-alarme

Ce système mis à la disposition des personnes âgées répond à une urgence, chutes, sentiment de malaise, début d'incendie, intrusion dans le logement ou autre.

La dimension de l'appareil est proche de celle du cadran d'une montre. Il se porte au bras, en pendentif, ou bien se met dans la poche. Il est relié à une centrale d'écoute 24 heures sur 24. Il fonctionne jusqu'à environ quatre-vingts mètres du poste téléphonique de la personne utilisatrice. Quand celle-ci est en difficulté, elle appuie sur le cadran du dispositif.

L'alerte est donnée; son appel est identifié. Elle exprime son problème auprès des permanents de la centrale. Ceux-ci contactent les détenteurs des clés de la personne en difficulté ainsi que les intervenants qualifiés pour y répondre. Ce sont des professionnels de santé, des agents de la sécurité, gendarmes, police, pompiers ou des proches.

Lorsque la personne fait la demande d'une télé-alarme, elle doit répondre à un questionnaire qui permet de connaître son état physique et son environnement. Elle donne le nom de deux ou trois proches qui possèdent la clé et qui peuvent se rendre rapidement chez elle.

✏ Le financement du maintien à domicile avec les aides diverses attribuées aux personnes âgées a favorisé l'ouverture de nouveaux services de soins. C'est ainsi que le domicile a ouvert ses portes aux aides soignants.

L'AIDE-SOIGNANT À DOMICILE

Les aides-soignants collaborent au rôle propre des infirmiers. Ils exercent avec eux des soins, dans un même secteur, auprès des mêmes personnes. Ils doivent pouvoir les joindre en permanence.

Leur profession n'est pas une profession libérale : les coordinations ou services de soins à domicile sont leur employeur. Le salaire des aides-soignants est compris dans le prix de journée qui est octroyé aux services.

Les différents intervenants

L'aide-soignant au domicile de la personne âgée est intégré dans un système où se rencontrent :

- des professionnels de santé (le médecin, l'infirmière, la pédicure, le kinésithérapeute, la diététicienne, l'ergothérapeute, le laborantin);
- des professionnels d'aides diverses (les aides ménagères, les auxiliaires de vie, les porteurs de repas, les ambulanciers).

Chacun a une tâche bien définie et agit en complémentarité avec les autres professionnels afin d'assurer une prise en charge globale de la personne. Certains d'entre eux ont été librement choisis par elle, puisqu'elle peut garder ceux qui s'occupaient d'elle avant son entrée dans un service de soins coordonnés.

L'organisation des soins

L'infirmier reste responsable des soins qu'il délègue à l'aide-soignant. Souvent appelé infirmier coordinateur, il élabore le projet de soins en collaboration avec l'aide-soignant après avoir évalué les besoins de la personne âgée.

- L'aide-soignant se rend au domicile une ou plusieurs fois par jour.
- Il travaille dans un secteur déterminé qui est modifié suivant le mouvement des personnes et les absences de ses collègues.
- Lorsqu'un soin lourd ou plus spécialisé l'exige, il va avec l'infirmier ou un autre intervenant au chevet du patient.
- Il organise sa tournée en respectant des horaires conditionnés par les besoins de la personne âgée et le passage des autres professionnels.
- Il est rattaché à une équipe.

Dans certains centres de coordination, les équipes se retrouvent quotidiennement avant de partir en tournée. Cette rencontre permet une dernière mise à jour rapide sur l'évolution des personnes soignées, l'évolution du service et son organisation.

Des réunions plus formelles sont organisées à des rythmes plus ou moins fréquents afin d'échanger de véritables transmissions.

✏ Un dossier de soins est tenu par tous les intervenants. Ils y inscrivent les actes effectués, le résultat des surveillances et leurs observations. Le dossier reste au domicile de la personne soignée, ce qui assure une meilleure continuité des soins.

Pratiquer les soins au domicile

- *Soins confiés à l'aide soignant*

À domicile l'aide-soignant donne des soins identiques à ceux qu'il réalise dans les établissements pour personnes âgées. Il s'agit :

- des soins d'hygiène :
  - la toilette au lit, au fauteuil, ou au lavabo;
  - bain, douche;
  - pédiluve, capiluve;
  - rasage;
  - coupe des ongles;
  - soins de bouche;
  - soins d'yeux;
  - réfection et propreté du lit;
  - changement des protections en cas d'incontinence;
- de l'aide à la mobilisation :
  - le lever, habillage si c'est nécessaire;
  - le coucher, installation pour la nuit;
  - changement de position dans la prévention des escarres;
  - aide à la marche, aux déplacements;
- de l'aide à l'alimentation :
  - aide à la prise des repas et surveillance;
  - stimulation, aide et surveillance de la prise de boisson;

- de la surveillance des selles, de la diurèse;
- de la pesée;
- de la prise de température, si un problème d'infection le nécessite;
- du changement de pénilex, de la poche à urine;
- de la participation à la rééducation urinaire.

- *Le matériel*

  Même si la personne âgée peut percevoir sur prescription médicale du matériel d'aide adapté à ses besoins — d'hygiène, de mobilité, de confort — celui-ci reste souvent incomplet.

  Une difficulté importante et fréquente concerne le lit. La personne âgée tient beaucoup à rester dans son lit jusqu'à la fin, elle désire y mourir. La largeur de celui-ci complique les manutentions, tous les soins prodigués dans ces conditions sont plus pénibles, il faudra beaucoup de délicatesse et de persistance pour lui faire accepter un changement si un besoin réel se fait sentir. Le conjoint peut manifester aussi la même réticence.

- *L'habitat*

  La personne âgée peut bénéficier d'aide au logement sous forme de primes ou de prêts. Ceci concerne aussi bien l'amélioration du confort que l'adaptation du logement au handicap.

  Malgré cela, on trouve encore dans les milieux plus modestes, des logements sans équipement sanitaire. Il n'y a ni baignoire ni douche, parfois un seul point d'eau dessert tout l'habitat. Plus rarement, mais cela existe encore, les toilettes se trouvent à l'extérieur. Cela demande aux soignants des qualités d'adaptation, car il lui faut quand même respecter les règles d'hygiène et l'on est loin des équipements rencontrés lors des stages pendant la formation.

- *Être seul*

  Travailler souvent seul alors que l'on a eu l'habitude d'être toujours avec des collègues est éprouvant. Si dans l'entourage il y a des personnes aidantes, l'aide-soignant est celui qui, dans les limites de sa fonction, prend les initiatives. Il apprend les gestes au coéquipier présent, par exemple : comment participer au changement d'un drap quand la personne est alitée, aider au lever, aux manutentions en utilisant des méthodes ergonomiques.

  Cependant cette solitude est atténuée lorsque le service permet des rencontres fréquentes entre collègues et partenaires de soins. Ceci est jugé indispensable et leur permet de s'épauler, d'enrichir mutuellement leurs pratiques, de réfléchir sur les attitudes à avoir.

LA PERSONNE ÂGÉE SOIGNÉE À DOMICILE

À domicile, les habitudes de vie, les habitudes culturelles, gardent une forte emprise et sont très présentes dans le quotidien de la personne âgée. Étant dans son cadre familier, elle y est encore « enracinée » et il lui appartient.

En restant dans son habitat, elle a moins de difficultés à conserver sa personnalité. Issue d'un milieu bourgeois, ouvrier, paysan ou d'immigré, elle garde sa manière d'« être » et de « faire ». Un règlement institutionnel ne l'a pas contrainte à modifier son organisation. Elle exerce encore certains gestes de la vie quotidienne ou du moins elle y est encore souvent impliquée. Elle continue de gérer son existence comme elle l'entend.

Elle n'accepte pas facilement de changer ses habitudes de vie même :

- si les résultats ne sont pas satisfaisants à nos yeux;
- s'ils sont néfastes pour sa santé, ou pour le bon déroulement des soins.

Cela peut concerner l'hygiène, les habitudes alimentaires, le sommeil, la mobilisation.

La personne âgée peut être bouleversée si elle constate que l'on veut lui faire changer ses façons de faire. Parfois elle se révolte et refuse violemment ce qu'elle considère comme une intrusion inadmissible dans son domaine. Ces réactions sont fréquentes au domicile. En général la personne âgée est moins passive qu'en institution et sait encore s'imposer.

✏ L'aide-soignant avant d'envisager des modifications devra :

- se poser la question : « ce changement est-il vraiment, impérativement nécessaire? »;
- convaincre avec beaucoup de délicatesse, de patience;
- se rappeler que bousculer la personne âgée dans son organisation peut la faire basculer dans un tourment incessant, nuisible à son équilibre psychique;
- se souvenir toujours que les habitudes de vie sont un élément important dans la sécurisation de la personne;
- être souple, créatif, afin de s'adapter, d'utiliser au mieux ce dont il dispose tout en gardant son objectif : « assurer des soins de qualité »;
- considérer la personne comme une partenaire. « C'est encore plus flagrant au domicile », bien que ce soit vrai aussi en institution;
- comprendre les significations, le sens de certains usages ou manières de faire;

Il trouvera les réponses en communiquant avec la personne mais aussi en se documentant. Il sera plus apte par la suite à aider ou à donner des conseils adaptés si certaines pratiques sont devenues néfastes pour la santé ou le bien être de celle-ci.

La solitude

La personne âgée se retrouve parfois dans une solitude pesante. C'est une réalité de plus en plus courante. Les gens n'ont plus le temps surtout dans les villes de rendre visite aux vieux. Ceux-ci expriment quelque fois leur souffrance face à ce fait. Ils se sentent abandonnés de tous, inintéressants, cela les dévalorise. Ils se replient sur eux-mêmes ou deviennent amers.

✏ L'aide-soignant :

Il sera un réconfort par sa présence.

Il devra avoir une attention soutenue, ne pas être expéditif dans l'écoute et les échanges. Il sera une des rares personnes à rester si longtemps au domicile.

En couple

S'il existe une aide mutuelle, on observe que tour à tour un conjoint complète l'autre dans le domaine où il est le plus valide — que ce soit au niveau de la mobilité, de la force, de la vue, de l'audition ou de la compréhension. Cela est touchant, souvent bénéfique. Cependant certains excès de la part de l'un ou de l'autre peuvent devenir nuisibles et aggraver un handicap.

L'aide-soignant :

Il pourra être amené à modérer les aides intempestives qui étouffent les initiatives et rendent le partenaire de plus en plus dépendant.

Parfois les exigences de l'un mènent l'autre jusqu'à l'épuisement.

L'aide-soignant aura un rôle de modérateur, il devra faire admettre avec diplomatie qu'il y a des abus et qu'ils sont dangereux pour la santé de l'un ou de l'autre.

La famille

Quand elle est présente, affectueuse, compréhensive, elle est un stimulant en même temps qu'une aide à la vie. Si la confiance est réciproque, elle représente un appui sur lequel se repose la personne âgée. C'est elle la première concernée dans l'aide à lui apporter. Si elle ne peut le faire elle-même, c'est souvent elle qui l'organise.

Mais parfois certains de ses membres manifestent une hostilité vis-à-vis de leur parent âgé. Une violence peut se développer. Elle s'exprime de diverses manières qui sont :

- la réprimande verbale violente;
- des gestes plus ou moins brutaux;
- des attitudes inappropriées :
  - une hyper-protection, comme l'interdiction de sortir, le confinement au fauteuil, l'obligation de prendre telle nourriture, interdiction stricte de prendre telle autre;
  - une hyper-stimulation : comme l'obligation à la marche ou à certaines activités sans tenir compte de la fatigue et de l'épuisement physique.

Parfois on constate un abandon total.

Dans toutes ces situations la personne âgée se sent blessée. Elle est malheureuse. Quelques fois elle le dit, mais plus la violence est grave, plus elle a tendance à la cacher. Elle protège les siens, ce serait pour elle un déshonneur de les accuser.

En d'autres circonstances, c'est la personne âgée qui tyrannise son entourage. Elle l'accuse, le rend responsable de ses maux. Elle n'est jamais satisfaite quoiqu'il fasse pour elle. Les membres de la famille n'en peuvent plus. Ils ne savent plus comment faire.

L'aide-soignant :

Dans certains cas il est presque intégré à la famille; une étroite collaboration avec elle existe. Toutefois il doit respecter la place qu'elle occupe auprès de son parent et ne pas se substituer à elle.

Il a rôle de professionnel, de conseiller, d'informateur, d'aide. Il sera d'autant plus apprécié et écouté s'il reste à sa place.

Il devra se méfier de prendre parti pour les uns ou pour les autres quand des conflits existent.

Il peut être un élément apaisant en écoutant. Par sa présence il est un secours et un soutien pour tous.

S'il a des doutes sur un état de violence qui règne dans le domicile, il devra en parler en équipe car il existe des cas graves qui méritent qu'une protection soit assurée. Une décision prise en équipe peut s'avérer indispensable. Dans des cas extrêmes, il peut y avoir obligation de parler afin de « porter assistance à personne en danger ».

Les amis, le voisinage

Ils sont un autre élément important. Non seulement ils brisent la solitude, mais en apportant des nouvelles du quartier, du village, ils maintiennent la personne âgée dans une certaine vie sociale. Ils exercent une animation. La personne âgée se sent moins rejetée, encore connue et reconnue. Ils complètent parfois les défaillances ou les vides familiaux.

L'aide-soignant :

Il devra favoriser ces rencontres autant qu'il le peut. Il veillera à ne pas y mettre d'obstacles.

CONCLUSION

L'aide-soignant à domicile entre dans l'intimité d'un foyer. Il doit sans cesse s'adapter tout en gardant comme objectif une qualité de soins irréprochable. Souvent accueilli avec joie et bonheur par les personnes âgées sa présence est pour elle un réconfort.

CHAPITRE 16

La personne âgée et la mort

La personne âgée se sent arrivée au terme de la vie. Elle parle de la mort, en évoque l'éventualité proche. Ce n'est pas parce que cette étape finale est naturelle qu'elle engendre moins d'inquiétude, d'angoisse, de peur chez la personne âgée que chez un jeune.

La famille, les soignants sont aussi concernés et appréhendent cet instant. La génération des personnes âgées actuelles avait dès l'enfance approché des mourants, tandis que de nos jours les familles ont de moins en moins l'occasion d'assister aux derniers instants de leurs proches. Elles ont besoin d'être aidées, soutenues lorsque le moment arrive.

Les soignants ont alors un double rôle :

- l'accompagnement des mourants;
- l'accompagnement de la famille.

L'ACCOMPAGNEMENT DES MOURANTS

C'est une tâche délicate qui demande une compétence particulière que l'on acquiert en équipe et par l'expérience. Lorsqu'un soignant se sent vulnérable et ne peut rester présent dans ces circonstances, il serait préjudiciable de l'y obliger. Lui-même devra chercher à se former afin de dominer son appréhension ou son incapacité, qui ne devraient pas se pérenniser.

Trois décès sur cinq concernent des personnes de plus de 75 ans. **En gériatrie,** l'accompagnement des mourants est l'aboutissement de la prise en charge, du suivi des personnes âgées. C'est pourquoi l'aide-soignant en gériatrie est très concerné par l'aide aux mourants.

Fin de vie des personnes âgées

Aux besoins liés à la vieillesse s'ajoutent les besoins liés à la période de fin de vie.

Il n'est pas évident de repérer le processus qui commence parfois plusieurs mois avant la mort.

- ***Les signes précurseurs sont parfois discrets et touchent le corps, le sentiment, l'esprit***

Le corps	Le sentiment	L'esprit
Refus alimentaire. On constate des pertes d'énergie de plus en plus importantes. Il existe des : • douleurs diffuses; • une agitation; • une douleur totale. Il s'agit de l'évolution d'une maladie grave.	La personne exprime : • sa peur de la solitude; • le regret de la séparation avec les êtres chers; • une inquiétude : elle réclame ses proches, a des pressentiments; • des sentiments de culpabilité. Elle ressent un sentiment d'incompréhension.	La personne : • s'interroge sur le sens de la vie; • fait le bilan de sa vie; • veut laisser des souvenirs; • parle de la mort; • se désintéresse de tout.

- *Les étapes de la mort selon Kübler-Ross et Kohlreiser (1985)*

Les étapes de la mort du vieillard diffèrent quelque peu de celles observées chez les sujets plus jeunes, quoique très proches.

Cinq stades du mourir selon Kübler-Ross	
Chez les jeunes	**Chez la personne âgée**
1. *Négation* « non pas moi ». Le patient apprend qu'il est atteint d'une maladie grave, cette phase l'aide à supporter le choc produit par la prise de conscience que la mort est inévitable.	1. *Déni.* Elle ne croit pas qu'elle va mourir, repousse l'éventualité. Cette phase dure plus ou moins longtemps, peut durer de quelques minutes à quelques années.
2. *Rage et colère* « pourquoi moi »? Le patient éprouve du ressentiment : pourquoi est-il choisi plutôt qu'un autre?	2. *Protestation.* La personne âgée sait qu'il est naturel de mourir quand on est vieux, il est inutile de s'y opposer; sa façon de protester reste la régression, les troubles caractériels.
3. *Marchandage* « oui - moi - mais ». Le patient accepte le fait de mourir mais il essaie d'échanger quelque chose contre des jours de vie en plus.	3. *Marchandage.* Tout en se rendant compte que sa vie s'achève, la personne âgée essaie de gagner du temps.
4. *Dépression.* La personne pleure et repense à sa vie passée : aux torts, aux épreuves, aux choses faites.	4. *La tristesse. La langueur* (phase dépressive) La personne âgée se renferme, se détache de son entourage, se réfugie dans la solitude. *La peur* : elle est liée au sentiment d'abandon, elle a peur d'être seule, elle ressent de l'angoisse et a des réactions agressives.

➤

suite ➤

Chez les jeunes	Chez la personne âgée
5. *Acceptation* « oui moi ça va ». Mon heure est arrivée et tout est bien. Ce stade n'est ni heureux, ni malheureux, il est vide de sentiment.	5. *L'acceptation progressive* la conduit : • **à la paix :** « mon heure va bientôt arriver et je suis prête »; • **au réajustement des liens.** La personne âgée s'attache et noue de nouveaux liens, elle trouve chez d'autres personnes des sources positives d'énergie. Elle peut établir des liens profonds; • **au pardon :** elle se détache, lâche prise, elle quitte la vie en ayant le sentiment de l'avoir bien accomplie.

Toutes ces étapes sont plus ou moins repérables, elles varient suivant les individus et ne se produisent pas forcément dans cet ordre.

Il est assez fréquent d'entendre dire que les personnes âgées, ayant conscience d'être au terme de leur vie, désirent fortement la mort et n'en n'ont pas peur. Cela est une erreur.

En revanche, elles peuvent faire preuve d'une volonté de préparer leur mort et de gouverner leur vie jusqu'à la fin.

Rôle de l'aide-soignant : l'accompagnement des personnes âgées en fin de vie

- *Répondre aux besoins physiques*

À l'approche de la mort, le corps devient souvent de plus en plus dépendant. Au sein des services d'hébergement, surtout dans les longs séjours, l'on peut considérer que toutes les personnes sont à leur fin de vie. Cependant il en existe toujours deux ou trois dont l'état de santé laisse présager une mort proche.

Sachant que la guérison n'est plus possible, les soins curatifs sont devenus inutiles. Il reste à assurer des **soins de confort** appelés encore **soins palliatifs**.

L'état de la personne guidera l'aide-soignant dans ses interventions de soins.

La personne âgée	Intervention de l'aide-soignant
• S'est endormie au petit matin, • a un sommeil perturbé : dort l'après-midi, à différents moments de la journée.	Dans l'organisation des soins, l'aide-soignant devra : • adapter les horaires de réveil, en fonction du besoin de repos de la personne, éviter le bruit; • produire une demi-obscurité.
• Refuse l'alimentation au moment du repas, • réclame de la nourriture en dehors des horaires habituels.	• Répondre aux souhaits alimentaires de la personne, satisfaire ses désirs, ses goûts. Certains services considèrent qu'à ce stade rien n'est interdit.

➤

suite ➤

La personne âgée	Intervention de l'aide-soignant
• Ne peut plus se mouvoir.	• L'aider avec douceur à se mobiliser lentement, • l'installer confortablement en tenant compte de ses remarques.
• Sa bouche est sèche, ulcérée.	• Assurer des soins de bouche et l'humidifier à l'aide d'un brumisateur qui diminue la sensation de soif et améliore le confort.
• Présente des rougeurs aux points d'appuis.	• Contrôler les points d'appuis, • mettre en place les mesures de prévention d'escarres dont le sur-matelas ou matelas.

Dans ces domaines, l'aide-soignant a souvent une liberté d'action.

Cependant il ne peut prendre seul des décisions et sollicitera l'avis de la surveillante, des infirmiers, de l'équipe.

Ses suggestions seront souvent retenues, si elles s'appuient sur l'observation et le souci de soigner avec une efficacité visant le bien-être global de la personne en fin de vie.

- *Répondre aux besoins psychologiques*

La personne âgée	Attitude de l'aide-soignant et de l'équipe
Elle passe par les différentes étapes du deuil : • elle s'agite, devient agressive; • elle appelle sans cesse; • elle veut qu'on lui dise la vérité sur son état.	L'aider dans ces moments difficiles : • cela passe par la disponibilité, l'écoute, la présence; • cela exige une bonne entente de l'équipe qui sait *se donner des priorités* dans l'organisation des soins.
• Elle envisage la mort, désire en parler; • elle exprime ses attentes, ses dernières volontés, donne des consignes ou des conseils à sa descendance.	Quand la personne aborde le sujet de la mort : ne pas fuir ou bloquer son expression par des phrases toutes faites, • *l'aider par des questions :* – qui vous fait dire cela? – de quoi avez-vous peur? – qu'est-ce qui peut vous rassurer? vous soulager? vous faire plaisir? • *lui témoigner par des actions qu'elle a vraiment été écoutée :* – lui tenir la main un moment peut la rassurer, – s'asseoir quelques instants à côté d'elle.
• Elle se renferme, refuse tout; • elle ne parle plus.	• *Faire comprendre* à la personne âgée qu'elle existe pour son entourage et qu'elle n'est pas oubliée, par des gestes affectueux, des visites répétées; • tout en respectant ses désirs de silence, il ne faut pas l'abandonner dans sa solitude.

- *Répondre aux besoins spirituels*

Le besoin de pratiquer sa religion, qui fait partie du cadre conceptuel de V. Henderson, entre dans les besoins spirituels. Tout au long de notre vie, nous évoluons à partir de principes de conduites que nous avons reçus dans notre éducation. Ainsi nous avons des notions de bien et de mal qui dictent nos choix et nous permettent de construire personnellement une hiérarchie de valeurs. Par ailleurs, la société influence fortement nos comportements.

Jusqu'à la fin de sa vie, l'être humain reste fortement attaché à ses croyances. Ses valeurs, même si elles ont évolué au cours des années, lui apportent la force, l'espoir, donnent un sens à sa vie.

Nous pouvons dire que les personnes âgées de notre époque ont été élevées dans une société où la religion avait une influence prépondérante. La morale qu'elle enseignait était écoutée.

Au cours de la vieillesse et à l'approche de sa mort, la personne âgée fait le bilan de ce qu'elle a vécu et s'interroge souvent sur ce qui se passe « après ».

La personne âgée exprime	
sa satisfaction :	*ses regrets :*
d'avoir vécu selon : • sa morale, • sa religion, • ses convictions.	• elle se sent coupable, • elle émet des incertitudes face à sa vie passée.
d'avoir réussi : • dans sa vie personnelle, • sa vie familiale, • sa vie sociale.	elle parle de ses échecs et voudrait : • recommencer sa vie autrement, • se réconcilier avec elle-même, • se réconcilier avec des personnes de son entourage.
sa foi :	*ses doutes :*
• en un Être supérieur : Dieu, • elle est sûre de l'efficacité de sa prière, • elle est certaine de rejoindre et retrouver ses ancêtres.	• elle ne sait plus si elle a eu raison de croire, • sur des décisions qu'elle a à prendre, • se demande ce qui va se passer après, • ne fait plus confiance à son entourage, • elle est découragée et désespérée, elle a peur de demander à pratiquer ses rites spirituels.

Comprendre les besoins spirituels n'est pas aisé. Parfois les objets religieux : médailles, statue, crucifix, bible, images, chapelet..., indiquent que la personne est attachée à une religion.

Les personnes âgées confient leur doute, leur besoin à ceux qu'elles sentent proches d'elles. L'aide-soignant peut être choisi comme confident.

Tout être humain a une dimension spirituelle qu'il ait ou non une pratique religieuse.

Attitude de l'aide-soignant :

- *Écouter* avec sérieux sans se moquer, et sans juger en oubliant ses propres préjugés.
- *Permettre* à la personne d'exprimer ses doutes.
- *Chercher* avec elle ce qui peut l'aider à reprendre espoir.
- *Mettre à sa disposition* les moyens qui faciliteront la pratique de sa religion ou qui marqueront le respect de ses choix culturels.
- *Encourager* sa pratique religieuse en facilitant la visite du ministre du culte.
- *Assurer* l'isolement nécessaire à certains rites religieux : sacrements, prières, lecture, méditation.

L'équipe soignante peut être amenée à faciliter une réconciliation entre la personne âgée et des membres de sa famille. Rien ne doit être négligé pour la soutenir et l'aider dans sa démarche qui, si elle se réalise, lui apporte un réconfort et un apaisement.

Le bien-être spirituel est un élément important de la santé des personnes âgées (*Organisation mondiale de la santé).*

L'ACCOMPAGNEMENT DES FAMILLES

Réponse aux besoins des familles

Lorsque l'éventualité d'une mort prochaine est évidente, la famille est souvent partagée entre le désir d'être présente et la crainte de voir mourir son parent. Elle a besoin d'être soutenue par les soignants.

La famille de la personne âgée	L'aide-soignant
Elle sait que son parent est gravement atteint; elle demande sans cesse des nouvelles ou pose des questions inappropriées : • *a-t-il mangé?* alors qu'il ou qu'elle en est incapable, • *quand va-t-il ou va-t-elle mourir?*	• Se demande si la famille est au courant, ce qui lui a été dit; • peut constater qu'il y a un manque d'information, et devra alors diriger la famille vers la surveillante, l'infirmier ou le médecin; • peut répondre à des questions concernant les soins qu'il prodigue ou les réactions de la vie quotidienne : – *il ou elle était réveillé(e) il y a une heure,* – *il ou elle parle de vous…*
La famille a des étapes de deuil à franchir : parfois elle vit un deuil anticipé et semble trop vite résignée. Quel que soit l'âge de la personne qui va mourir, elle reste le conjoint ou le parent aimé irremplaçable : la famille peut refuser l'éventualité de la mort.	Devant la répétition des mêmes questions, l'AS doit savoir que, pour se protéger d'une souffrance insupportable, une vérité connue peut être niée par les proches.

➤

suite ➤

La famille de la personne âgée	L'aide-soignant
La famille effectue une visite rapide. Elle est impressionnée par le changement physique du mourant : • elle ne veut pas le réveiller, • elle évite de le toucher craignant de lui faire mal.	L'aide-soignant sera amené à accompagner la famille dans la chambre de la personne en fin de vie, et établira une relation entre eux. Il encouragera la famille à parler clairement à haute voix sans chuchoter et l'aidera à manifester sa présence en accomplissant des gestes de confort : • ajuster les oreillers, • humidifier les lèvres…
La famille est agressive, exigeante.	L'agressivité envers le soignant peut être le signe de souffrance et de sentiment de culpabilité.
Elle témoigne de difficultés relationnelles entre ses membres.	L'aide-soignant témoin de discorde ne devra pas prendre partie pour l'un ou l'autre membre de la famille.
Elle appréhende les questions qui peuvent lui être posées, elle préfère faire des visites qui sont très brèves.	Il écoutera la famille qui lui exprimera ses difficultés, ses inquiétudes; il pourra la rassurer, l'aider à rester présente et ne la jugera pas.
Quand la famille veut être présente et assister aux derniers moments de son parent.	Si l'aide-soignant constate une aggravation faisant craindre une mort imminente, il alertera l'infirmier afin que la famille soit appelée. S'il est seul, il devra le faire lui-même.
Quand la personne est décédée, souvent la famille ne sait plus ce qu'elle doit faire — elle est parfois désemparée.	L'aide-soignant doit penser à offrir un siège, permettre un temps de présence, de silence auprès du corps. Il sera peut être amené à diriger la famille vers les bureaux pour les démarches administratives. Parfois il devra l'accompagner, surtout s'il s'agit du conjoint âgé.

L'agonie et le décès

- *L'aide-soignant et l'agonie*

L'agonie correspond au dernier instant de la vie au cours duquel la personne rend son dernier souffle. C'est un moment émouvant, éprouvant. Lorsque la famille est présente, elle a souvent besoin d'être accompagnée, mais si elle désire être seule, il faudra respecter son souhait.

Pendant l'agonie, l'on peut supposer que le mourant a besoin de sentir qu'il n'est pas abandonné. Les soignants devront se concerter pour envisager une présence.

Si la famille est absente, l'accompagnement reposera sur toute l'équipe soignante. L'aide-soignant aura souvent un rôle primordial.

- *L'aide-soignant et le décès*

L'aide-soignant accomplira la toilette mortuaire, dernier geste d'amour et de respect. Si la famille demande à participer, son désir devra être respecté.

Dans la mesure du possible, le corps sera revêtu d'habits choisis par la personne décédée ou la famille. Ceux-ci peuvent avoir une signification symbolique en rappelant certains moments importants de la vie passée.

Dans les services d'hébergement, les autres pensionnaires seront informés du décès et s'associeront au deuil : **cérémonie religieuse, visite au corps du défunt, fleurs**.

Constater qu'après la mort on n'oublie pas ceux qui ont vécu dans ce lieu **peut aider les vivants à moins appréhender leur mort**.

Nous ne pouvons évoquer les besoins physiques, psychologiques et spirituels en phase terminale sans évoquer **la douleur**. Elle accompagne très souvent la vieillesse et s'intensifie dans les derniers moments de l'existence. Tout ce qui a été évoqué au chapitre précédent sur la douleur doit être appliqué lorsque la personne âgée mourante souffre. **La prise en compte de la douleur fait partie des soins palliatifs et de l'accompagnement.**

Annexes

Charte pour les personnes âgées dépendantes

La personne âgée dépendante doit pouvoir conserver sa dignité et continuer à exercer ses droits et libertés de citoyen. C'est dans cet objectif qu'a été élaborée cette charte [...].

Les principes annoncés par la charte serviront, notamment, de référence pour la révision des règlements intérieurs des établissements (maisons de retraite, logements-foyers, hospices ou hôpitaux) dont l'inadaptation a été relevée par la commission des clauses abusives.

Article 1. *Liberté de choix*

La personne âgée en perte d'autonomie garde la liberté de choisir son mode de vie.

La famille et les intervenants doivent respecter le plus possible le désir profond de la personne âgée.

Article 2. *Domicile et environnement*

Le lieu de vie de la personne âgée dépendante, domicile personnel ou établissement, doit être adapté à ses besoins.

La personne âgée à autonomie réduite réside le plus souvent dans son domicile personnel. Des aménagements doivent être faits pour lui permettre de rester chez elle le plus longtemps possible, dans les meilleures conditions.

Lorsque le soutien au domicile atteint ses limites, la personne âgée dépendante doit pouvoir choisir d'être hébergée dans la famille d'accueil ou l'institution qui deviendra son nouveau domicile et sera à son service.

L'architecture des établissements doit être conçue pour répondre aux besoins de la vie privée des personnes âgées dépendantes. L'espace doit être organisé pour garantir l'accessibilité et favoriser orientation et déplacements, dans les meilleures conditions de sécurité.

Article 3. *Famille et entourage*

Le maintien des relations familiales et des réseaux amicaux est indispensable aux personnes âgées dépendantes.

Dans les institutions, la coopération des familles, celle du voisinage, à la qualité de la vie dans l'établissement, doivent être encouragées et facilitées. En leur absence, c'est au personnel et aux bénévoles de s'y substituer.

Article 4. *Ressources*

La personne âgée dépendante doit pouvoir garder la maîtrise de l'ensemble de ses ressources restant disponibles, et de son patrimoine.

Elle doit pouvoir en disposer conformément à ses désirs, sous réserve d'une protection légale, en cas de dépendance psychique.

Il incombe à la société et/ou à la famille de lui assurer un minimum de vie décent en cas d'insuffisance de ressources.

Article 5. *Communication, déplacement et vie sociale*

La personne âgée dépendante doit conserver la liberté de communiquer, de se déplacer et de participer à la vie de la société.

Les urbanistes doivent prendre en compte le vieillissement de la population pour l'aménagement de la cité. Les lieux publics et les transports en commun doivent être aménagés pour être accessibles aux personnes âgées, et faciliter leur participation à la vie sociale et culturelle. La personne âgée doit recevoir une information claire et précise sur ses droits sociaux et sur l'évolution de la législation en ce qui la concerne.

Article 6. *Activités*

La personne âgée dépendante doit être encouragée à conserver des activités.

Article 7. *Religion*

Toute personne âgée dépendante doit pouvoir pratiquer la religion de son choix.

Chaque établissement doit offrir un local d'accès aisé, pouvant servir de lieu de culte, et permettre la visite des représentants des diverses religions.

Article 8. *Prévention*

La prévention de la dépendance est une nécessité pour l'individu qui vieillit.

La prévention inclut toutes les initiatives visant à briser l'isolement et à augmenter la sécurité des personnes âgées à autonomie réduite. Elle passe par une information claire et objective du public et des personnes âgées en particulier.

Article 9. *Droits aux soins*

Toute personne âgée dépendante doit avoir accès aux soins qui lui sont nécessaires.

Les soins comprennent les soins médicaux et techniques permettant la guérison chaque fois que cet objectif peut être atteint, ainsi que ceux qui visent à compenser les handicaps, à rééduquer les fonctions, à soulager la douleur, à maintenir la lucidité et le confort du malade, à réaménager ses espoirs et ses projets, à améliorer la qualité de vie.

En cas d'hospitalisation, le retour au domicile doit être envisagé en priorité.

La tarification des soins doit dépendre des besoins de la personne âgée dépendante, et non de la nature du service ou de l'établissement qui la prend en charge.

Article 10. *Qualification des intervenants*

Les soins que requiert la personne âgée dépendante doivent être dispensés par des intervenants formés et en nombre suffisant.

Une formation spécifique en gérontologie, initiale et continue en cours d'emploi, doit être dispensée à tous, qu'ils appartiennent aux corps médical et paramédical, aux professions sociales, à l'administration des institutions et des services.

Article 11. *Mort*

Soins et assistance doivent être assurés au mourant.

Le confort du mourant doit être préservé. Il doit pouvoir être entouré de sa famille et de ses amis. Le personnel de l'institution doit être préparé à cette tâche d'accompagnement.

Article 12. *Recherche*

La recherche multidisciplinaire sur le vieillissement et la dépendance est une priorité.

Elle doit permettre une meilleure connaissance des handicaps liés à l'âge et diminuer le coût de leur prise en charge.

Article 13. *Protection légale*

Toute personne en situation de dépendance conserve l'intégralité de ses droits conformément à la loi.

Lors de la mise en œuvre des protections prévues par le Code civil (sauvegarde de justice, curatelle ou tutelle), il faut considérer :

- que le besoin de protection n'est pas forcément définitif;
- que la personne âgée dépendante doit pouvoir donner son avis chaque fois que cela est nécessaire;
- et qu'elle doit être informée des actes effectués en son nom.

L'exercice effectif de la totalité de leurs droits civiques, en particulier le droit de vote, doit être assuré aux personnes âgées physiquement dépendantes.

Lors de l'entrée en institution ou du déplacement dans une famille d'accueil, les conditions de résidence doivent être garanties par un contrat explicite et tenu à la connaissance de tous.

Article 14. *Société et personnes âgées dépendantes*

L'ensemble de la population doit être informé des difficultés qu'éprouvent les personnes âgées dépendantes.

Fondation nationale de gérontologie
Secrétariat d'État chargé de la Sécurité sociale
Ministère des Affaires sociales et de l'Emploi. 1987

Droits des personnes âgées dépendantes en institution

1. Tout résidant doit bénéficier des dispositions de la Charte des droits et libertés des personnes âgées dépendantes.

2. Nul ne peut être admis en institution sans une information et un dialogue préalables, et sans son accord.

3. Comme pour tout citoyen adulte : la dignité, l'identité et la vie privée du résidant doivent être respectées.

4. Le résidant a le droit d'exprimer ses choix et ses souhaits.

5. L'institution devient le domicile du résidant. Il doit y disposer d'un espace personnel.

6. L'institution est au service du résidant. Elle s'efforce de répondre à ses besoins et de satisfaire ses désirs.

7. L'institution encourage les initiatives du résidant. Elle favorise les activités individuelles et développe les activités collectives (intérieures ou extérieures) dans le cadre d'un projet de vie.

8. L'institution doit assurer les soins infirmiers et médicaux les plus adaptés à l'état de santé du résidant. S'il est nécessaire de donner des soins à l'extérieur de l'établissement, le résidant doit en être préalablement informé.

9. L'institution accueille la famille, les amis, ainsi que les bénévoles, et les associe à ses activités. Cette volonté d'ouverture doit se concrétiser par des lieux de rencontre, des horaires de visite souples, des possibilités d'accueil pour quelques jours et par des réunions périodiques avec tous les intervenants.

10. Après une absence transitoire (hospitalisation, vacances, etc.), le résidant doit retrouver sa place dans l'institution.

11. Tout résidant doit disposer de ressources personnelles. Il peut notamment utiliser librement la part de son revenu qui reste disponible.

12. Le droit à la parole est fondamental pour les résidants.

Fondation nationale de gérontologie
Secrétariat d'État chargé de la Sécurité sociale
Ministère des Affaires sociales et de l'Emploi. 1987

Grille et outils de mesure de l'autonomie

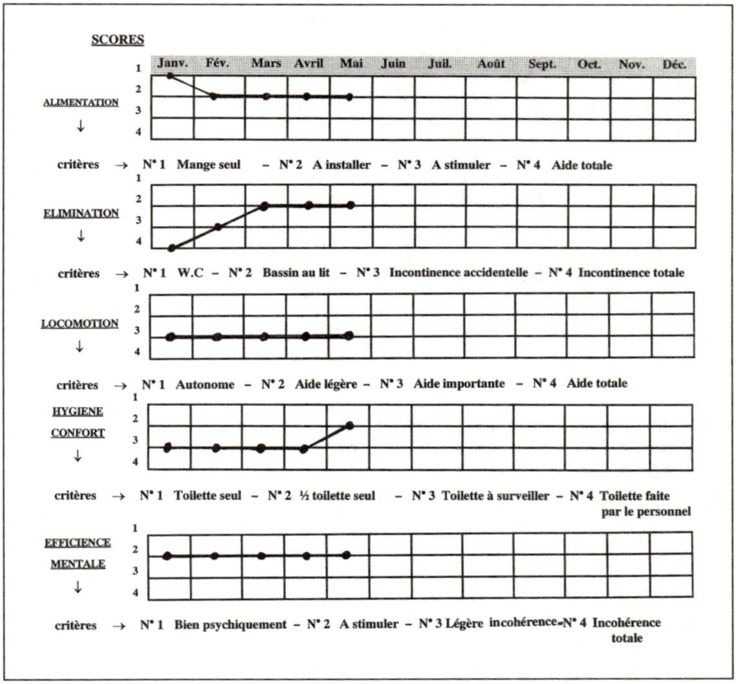

Grille de mesure de l'autonomie : évaluation de la dépendance.
Le point indique le stade de dépendance de la personne, le bilan est fait chaque mois.

Fig. 1

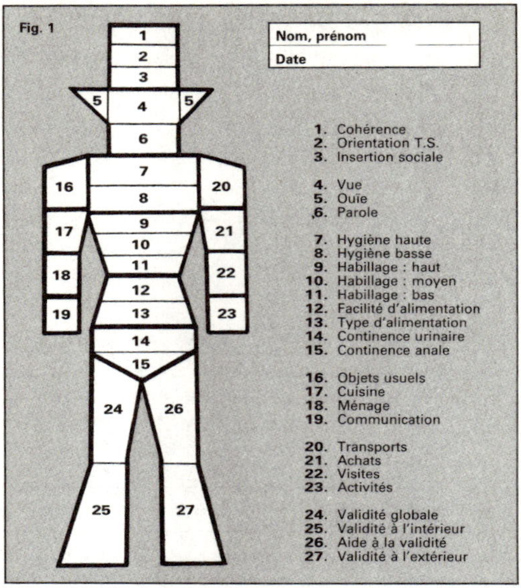

Le Géronte.

L'échelle d'autonomie comportant trois degrés, chaque paramètre est symbolisé par une surface que l'on colore soit :

- en noir (réponse positive);
- en hachuré gris (réponse intermédiaire où sont confondues la notion d'aide et la notion de parcellisation);
- en blanc (réponse négative).

Prenons deux exemples :

1. L'aide à l'alimentation

- blanc : il faut faire manger le malade;
- gris : il faut une aide humaine partielle (l'installer...) et/ou une aide mécanique (couper la viande, éplucher les fruits...);
- noir : le malade mange sans aide.

2. L'insertion sociale

- blanc : le malade a de gros problèmes (en institution, on a dû le changer plusieurs fois de chambre ou d'unité; à domicile, il est fâché avec famille et voisins);
- gris : le malade s'insère mais avec difficulté;
- noir : le malade n'a pas de problèmes.

Comme on peut s'en rendre compte, toute la philosophie de Géronte réside dans des observations très concrètes qui sont recueillies lors des réunions d'équipe hebdomadaires.

Bibliographie

Berger L., Mailloux-Poirier D. – *Les personnes âgées : une approche globale.* Études vivantes, Montréal, 1989.

Botbol M., Barrère Y. – Du cognitif sans le savoir : place des projets soins-études dans le traitement des patients schizophrènes. In : *Cahier de l'observatoire des schizophrénies*, « Schizophrénie et cognition », Institut Lilly, juin 2002.

Collectif – La psychose maniaco-dépressive. In : *Confrontations psychiatriques*, n° 14, Éditions Specia, Paris, 1976.

Dictionnaire des personnes âgées, de la retraite et du vieillissement. Franterm, Paris, diffusé par Nathan, 1984.

Documentation UNAFAM (Union nationale des amis et familles de malades psychiques). 12, Villa Compoint, 75017 Paris.

Espaces psychiatriques – *Personnes âgées à l'hôpital psychiatrique.* Le Centurion, Paris,1983.

Gérontologie et société. In : *Psychologie et vieillissement*, n° 22, janvier 1982.

Groupe de travail de l'hôpital psychiatrique de l'Yonne – *Personnes âgées à l'hôpital psychiatrique.* Le Centurion, Paris, 1983.

Juall-Carpenito L. – *Diagnostic infirmier. Applications cliniques.* InterEditions, 5e édition, Paris, 1994.

La démence sénile, *in : Revue soins* n° 493, Paris, janvier 1987.

Lempérière Th., Féline A. et coll. – *Psychiatrie de l'adulte.* Masson, Paris, 1997.

Lôo H., Olié P. – *Cas cliniques en psychiatrie.* Flammarion Médecine-Sciences, 2e édition, Paris, 1997.

Mandel S. – *Psychologie et santé mentale.* Études vivantes, 1982.

Personne M. – *Le corps du malade âgé.* Dunod-Privat, Paris, 1995.

Prayez P., Savatofski J. – *Le toucher apprivoisé.* Lamarre Poinat, Paris, 2002.

Reighley J.-W. (sous la direction de) – *Guide de planification des soins infirmiers en santé mentale.* Montréal, 1992.

Savatofski J., Prayez P. – *Le toucher apprivoisé.* Édition Lamarre Poinat, Paris, 1989.

Tawil, S.-P. – *Le miroir de Janus : comprendre et soigner la dépression et la maniaco-dépression.* Robert Laffont, Paris, 2002.

Tobin C. – *Les schizophrénies.* 2e édition, Odile Jacob, Paris, 2004.

Vinatier J. – *Soins infirmiers en psychiatrie.* Lamarre-Poinat, Paris, 1973.

Vincent P. – *Le corps humain.* Vuibert, Paris, 1983.

Wary B., Collectif DOLOPLUS – Doloplus 2, une échelle pour évaluer la douleur. *Soins Gérontologie*, 19, 1999.

Index

402132 - (I) - (4) - BAB 80 - SNE

MASSON Éditeur
21, rue Camille-Desmoulins
92789 Issy-les-Moulineaux Cedex 09
Dépôt légal : octobre 2005

Achevé d'imprimer sur les presses de
SNEL Grafics sa
rue Saint-Vincent 12 – B-4020 Liège
Tél +32(0)4 344 65 60 - Fax +32(0)4 341 48 41
septembre 2005 – 35230

Imprimé en Belgique